Pflege PRAXIS

Andrea Würtz | Bastian Klamke

Altenpflege – Kämpfen statt Kündigen

Wie Pflegekräfte ihren Berufsalltag nachhaltig verbessern können

schlütersche

Andrea Würtz ist examinierte Kinderkrankenschwester mit Weiterbildung zur Stations- und Pflegedienstleitung und Study Nurse, durch private Erfahrung ist sie auch früh in der Rolle der pflegenden Angehörigen gewesen. Sie verfügt über langjährige Pflegeerfahrung in unterschiedlichen Bereichen der Pflege, u. a. Pädiatrie, OP/Anästhesie, ambulante Intensivpflege, Study Nurse, Hygienebeauftragte, Pflegedienstleitung einer Tagespflege.

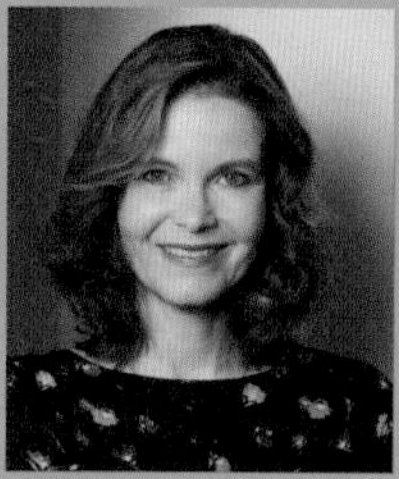

© Privat

Bastian Klamke ist examinierter Krankenpfleger und seit 1999 auf einer interdisziplinären Intensivstation tätig. Von 2001 bis 2005 studierte er Pflege/Pflegemanagement mit dem Abschluss Diplom-Pflegewirt (FH). Während des Studiums und im Anschluss bis 2006 war er Mitarbeiter im Qualitätsmanagement in einer Unternehmensberatung für Gesundheitseinrichtungen. Seit 2003 ist er nebenberuflich als freischaffender Künstler (Comiczeichner, Cartoonist, Illustrator) tätig.

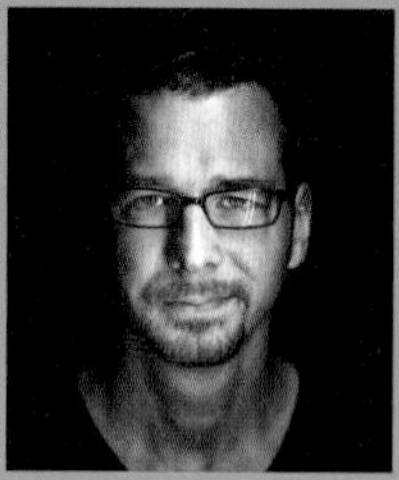

© Privat

»Wir können den Wind nicht ändern, aber die Segel anders setzen.«

ARISTOTELES (384–322 V. CHR.)

Bibliografische Information der Deutschen Nationalbibliothek
Die Deutsche Nationalbibliothek verzeichnet diese Publikation in der Deutschen Nationalbibliografie; detaillierte bibliografische Daten sind im Internet über http://dnb.de abrufbar.

ISBN 978-3-8426-0903-7 (Print)
ISBN 978-3-8426-9204-6 (PDF)
ISBN 978-3-8426-9205-3 (EPUB)

Originalauflage

Aus Gründen der besseren Lesbarkeit wurde in diesem Buch gelegentlich die männliche bzw. weibliche Form gewählt, nichtsdestoweniger beziehen sich Personenbezeichnungen gleichermaßen auf Angehörige des männlichen und weiblichen Geschlechts sowie auf Menschen, die sich keinem Geschlecht zugehörig fühlen.
Autoren und Verlag haben dieses Buch sorgfältig erstellt und geprüft. Für eventuelle Fehler kann dennoch keine Gewähr übernommen werden. Weder Autoren noch Verlag können für eventuelle Nachteile oder Schäden, die aus in diesem Buch vorgestellten Erfahrungen, Meinungen, Studien, Therapien, Medikamenten, Methoden und praktischen Hinweisen resultieren, eine Haftung übernehmen. Insgesamt bieten alle vorgestellten Inhalte und Anregungen keinen Ersatz für eine medizinische Beratung, Betreuung und Behandlung.
Etwaige geschützte Warennamen (Warenzeichen) werden nicht besonders kenntlich gemacht. Daraus kann nicht geschlossen werden, dass es sich um freie Warennamen handelt.

Lektorat: Claudia Flöer, Text & Konzept Flöer
Covermotiv: Bastian Klamke
Covergestaltung und Reihenlayout: Lichten, Hamburg
Satz: Sandra Knauer Satz · Layout · Service, Garbsen
Druck und Bindung: 2imPress s.r.o., Bratislava, Slowakei

Inhalt

Vorwort 8

Geleitwort 11

1 Altenpflege in Deutschland geht alle an 13

1.1 Kämpfen – eine notwendige Disziplin der Pflege 14

1.1.1 ... weil das System versagt 16

1.1.2 ... weil Pflege Veränderungen bewirken kann 17

1.2 Die Altenpflege – »eine ziemlich junge Profession« 19

1.2.1 ... die dringend gebraucht wird 22

1.2.2 ... und zwar weltweit 24

1.2.3 ... mit guter Bezahlung 26

1.2.4 ... und vielen engagierten Stimmen 28

1.3 Der Pflegenotstand in stationären Einrichtungen 32

1.3.1 ... und die Situation der Pflegekräfte 33

1.3.2 ... und das Leid der Bewohner*innen 35

1.4 Der Pflegenotstand auf der Anklagebank 37

1.4.1 ... und die bleibenden Fragen 37

1.5 Der Skill Mix und die kniffelige Frage der Personalbemessung 43

1.5.1 Deutschlands Pflege im europäischen Vergleich 45

1.5.2 Pflegekräfte aus dem Ausland integrieren 48

1.5.3 Ein Blick in die Politik 50

1.6 Fazit: Lassen Sie nicht länger andere entscheiden 56

2 Neue Wege, Impulse und Strukturen für eine realitätsnahe gute Pflege 58

2.1 Ihre Kommunikation muss stimmen 59

2.2 Ihre Bewältigungstrategien machen den Unterschied 61

2.2.1 Der Teufelskreis der negativen Bewältigungsstrategien 61

2.2.2 Positive Bewältigungsstrategien 64

2.3 Ihre Dokumentation macht den Unterschied 66

2.3.1 Informationsweitergaben – Ratespiel mit Lücken 66

2.4 Die Übergabe im Pflegeteam 69

2.5 Die SIS® 72
2.6 Kommunizieren mit Pflegebedürftigen 80
2.6.1 Der Pflegefokus 82
2.7 Arbeiten mit dem Skill Mix 89
2.8 Die Personaleinsatzplanung 91
2.9 Teilhabe und Beschäftigung 93
2.9.1 Hogeweyk® in den Niederlanden 93
2.10 Fazit: Durchbrechen Sie alte Strukturen 95

3 Kontrollinstanzen – Fluch oder Segen? 96
3.1 Heimgesetz und Heimaufsicht – die Fakten 99
3.1.1 Heimgesetzgebung – seit 2006 eine Sache der Bundesländer 101
3.1.2 Regel- oder Anlassprüfung 103
3.1.3 Machen Sie Schluss mit dem Vertuschen 104
3.1.4 Prüfen Sie selbst die Prüfkriterien 108
3.1.5 ... damit die Realität nicht so bleibt 109
3.1.6 ... sondern das Menschenrecht siegt 115
3.2 Fazit: Ändern Sie Ihre Fahrtrichtung 117

4 Die Sache mit der Verantwortung 121
4.1 Überlastungsanzeige oder Gefährdungsanzeige 124
4.2 Die Garantenstellung 129
4.3 Die staatliche Garantenstellung 134
4.4 Wenn niemand die Verantwortung übernimmt ... 136
4.4.1 Klara Bauer und ihr Leben im Altenheim 137
4.4.2 Das Tagebuch der Tochter 139
4.4.3 Die Pflegedokumentation von Klara Bauer 141
4.5 Lösungsansätze 145
4.5.1 Verantwortung → Gefährdungsanzeige → professionelle Transparenz 145
4.5.2 Professionelle Transparenz 150
4.5.3 Eine bessere Kommunikation im Team und mit Angehörigen 151
4.5.4 Pflegefokus und optimale Personaleinsatzplanung mit Skill Mix 153

4.6 Das Urteil im Fall Klara Bauer ... 157
4.7 Fazit: Bestimmen Sie mit über die Zukunft ... 158

5 Gesundheitswesen neu denken ... 159

5.1 Fünf wichtige Grundvoraussetzungen ... 159
5.2 ... für eine menschenwürdige und hochwertige Versorgung ... 163
5.2.1 ... gemeinsam getragen von Pflegewissenschaft und Pflegerealität ... 165
5.2.2 ... gegen die Deprofessionalisierung ... 167
5.3 Die Zukunft der Berufspflege: neues Standing und mehr Verantwortung ... 168
5.3.1 Fachpflege anerkennen ... 168
5.3.2 Pflegeausbildung reformieren ... 170
5.3.3 Schlechte Pflege darf sich nicht länger lohnen ... 179
5.3.4 Trennung zwischen GKV und PKV auflösen ... 183
5.3.5 Schluss mit der Ärzt*innenzentrierung in der Gesundheitsversorgung ... 184
5.4 Das Ausland macht es vor ... 189
5.5 Teilerfolg in Deutschland: das Pflegestudiumsstärkunggesetz 191
5.6 Ein weiterer Teilerfolg: die interdisziplinäre Zusammenarbeit 194
5.7 Fazit: Der Kampf kann gelingen ... 195
5.7.1 Was einer allein nicht schafft 195
5.7.2 »... das schaffen viele zusammen« ... 197
5.7.3 Seien Sie dabei! ... 198

6 Gedanken zum Schluss ... 200

6.1 ... von Andrea Würtz ... 201
6.2 ... von Bastian Klamke ... 203

Nachwort ... 205
Literatur ... 211
Register ... 213

Vorwort

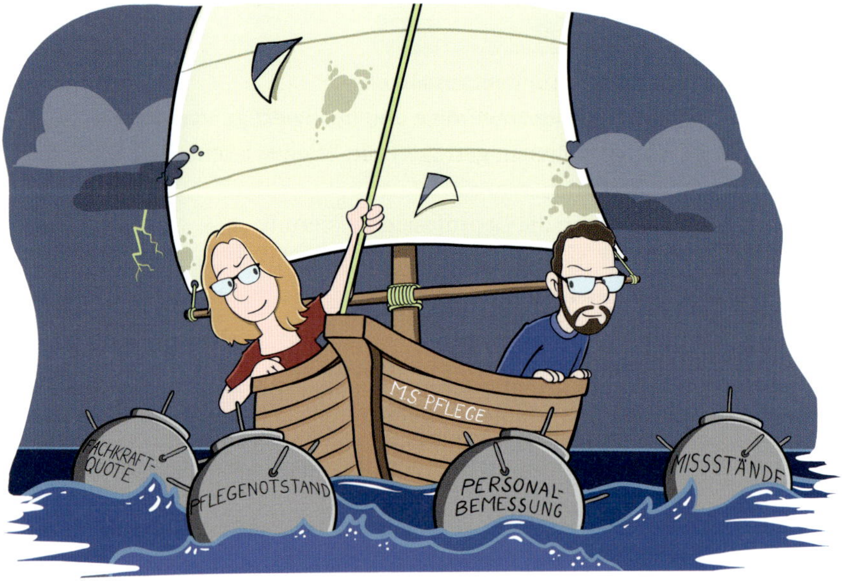

Liebe Leser*innen, liebe Kolleg*innen – liebe Betroffene ...

eigentlich könnten wir die Anredeformeln beliebig fortführen – die Altenpflege betrifft doch »irgendwie« jeden. Nun ist es also so weit: Wenn dieses Buches erscheint, liegt der von mir, Andrea Würtz, persönlich erlebte Skandal um die Seniorenresidenz Schliersee (▶ Kap. 1.1.1) in Oberbayern genau vier Jahre zurück. Eine wegweisende Erfahrung für mich, wenngleich ich auch immer wieder betone, dass das Schicksal der Bewohner*innen in Schliersee alles andere als nur ein »bedauerlicher Einzelfall« ist. Warum das so ist, wissen Sie vermutlich selbst oder werden es, wenn Sie dieses Buch lesen, nachvollziehen können.

Bastian Klamke und ich blicken auf mehr als zwei Jahrzehnte Erfahrung aus den unterschiedlichsten Bereichen der Pflege zurück. Wir sind erschrocken über all die Defizite und Missstände unseres (Pflege)Systems, die wir erleben mussten und müssen. Doch uns verbindet der anhaltende Herzenswunsch, eine Veränderung anzustoßen. Bastian Klamke drückt es mit seiner Illustration (▸S. 8) treffend aus: Wir haben natürlich kein Patentrezept für die Lösung aller Probleme, aber wir sind der Meinung, dass wir alle etwas verändern können.

Wir möchten Sie, unsere Kolleg*innen, ausdrücklich ermuntern, gemeinsam neue Wege zu gehen. Rütteln Sie mit uns alle am Systemversagen beteiligten Gruppen wach! Wir sind trotz aller Widrigkeiten davon überzeugt, dass es auch anders geht, dass es besser werden kann. Das geht natürlich nicht allein, sondern nur zusammen!

Es geht um nichts weniger als die Zukunft unseres Berufes und die Veränderung unseres Blickwinkels. Deshalb verharren wir hier nicht bei den ständig wiederkehrenden Schuldzuweisungen nach Skandalen. Schließlich haben all die Entrüstungswellen bislang keinen nachhaltigen Erfolg gebracht. Die Not der Betroffenen – der Pflegebedürftigen und der Pflegekräfte – ist groß und bewegt uns zutiefst. In meiner Mailbox, in meinem Briefkasten stapeln sich die Zuschriften, wann immer ich in den Medien ein Interview gebe und mit jeder einzelnen Zuschrift (und glauben Sie mir, es sind viele) wächst auch der Wille zum Widerstand: Die Zeit ist jetzt!

Wir laden Sie ein: Lassen Sie dieses Buch auf sich wirken. Gehen Sie ohne Angst daran und gönnen Sie sich zwischendurch die ein- oder andere Lesepause. Selbstverständlich werden Sie manche Situationen wiedererkennen. Lassen Sie sich Mut machen! Eine professionelle Pflege kann etwas unglaublich Erfüllendes sein – und Veränderung beginnt in jedem von uns und in kleinen Schritten!

»Kämpfen statt kündigen« haben wir dieses Buch für die Altenpflege überschrieben und das meinen wir ernst. Sie sicherlich auch, sonst hätten Sie dieses Buch nicht gekauft. Wir danken Ihnen für Ihre Bereitschaft, sich uns anzuschließen. Sie kämpfen jeden Tag hart. Jetzt ist die Zeit gekommen, um endlich aufzustehen: Nehmen wir uns und unsere Kompetenzen in den Blick. Erinnern wir uns daran, warum wir uns für diesen Beruf entschieden haben. Nehmen wir die Angehörigen ernst, indem wir ihnen zuhören. Wir sind alle in der Pflicht, die Struktur der guten (pflegerischen) Versorgung unserer Senior*innen vollständig neu zu definieren, denn so wie jetzt können und dürfen wir nicht weitermachen. Warum das sogar über die Landesgrenzen hinaus wichtig ist, und uns immer klarer werden muss, dass wir »nicht allein« sind, auch darum geht es in diesem Buch.

Wir hoffen sehr, dass wir weitere kleine Steinchen ins Rollen bringen, kleine Steine, die eine Lawine auslösen und den Weg für eine neue Altenpflege freimachen!

Berlin, Eppenbrunn, im April 2024 Andrea Würtz und Bastian Klamke

Geleitwort

»Kämpfen statt kündigen« – Dieser Titel mag provokant klingen, doch er spiegelt die dringende Realität wider, der sich die Altenpflege in unserer Gesellschaft gegenübersieht. In den letzten Jahren hat sich die Situation in dieser Branche sowohl für die Bewohner*innen als auch für die Pflegekräfte dramatisch zugespitzt, und es ist an der Zeit, darüber zu sprechen. Andrea Würtz nimmt sich dieses Themas an und spricht über unglaubliche Vorkommnisse, die sie selbst erlebt hat.

An dieser Stelle ist hervorzuheben, dass die Altenpflege ein Bereich darstellt, der von grundlegender Bedeutung für unsere Gesellschaft ist. Hier arbeiten engagierte Menschen rund um die Uhr, um die Bedürfnisse unserer älteren Mitbürger*innen zu erfüllen. Doch die Herausforderungen, vor denen sie stehen, sind immens. Die 50 %-Fachkraftquote, die einst als Maßstab für die Qualität der Pflege galt, wurde aufgegeben. An ihre Stelle tritt ein neuer Personalmix, der Hilfskräfte, einjähriges Personal und dreijährig qualifiziertes Pflegefachpersonal kombiniert.

Die Idee hinter diesem neuen Ansatz ist, sich stärker am individuellen pflegerischen Versorgungsbedarf der Bewohner*innen auszurichten. Doch gleichzeitig drängt sich die brennende Frage auf: Verbessert oder verschlechtert sich die Situation für die Bewohner*innen durch diesen Wandel? Wir alle dürfen nicht vergessen, dass die Pflege in erster Linie den Menschen dient, die auf sie angewiesen sind.

In diesem Buch wirft Andrea Würtz u. a. einen kritischen Blick auf die aktuelle Personalsituation in der Altenpflege. Dabei gibt sie sich nicht mit oberflächlichen Betrachtungen zufrieden, sondern legt den Finger sprichwörtlich in die Wunde und analysiert dabei die tiefgreifenden Auswirkungen auf die Bewohner*innen und Pflegekräfte gleichermaßen.

Dieses Buch soll eine Einladung zum Nachdenken, Diskutieren und Handeln bieten. Es richtet sich an alle, die sich für die Altenpflege interessieren, sei es als Bewohner im Altenpflegeheim, Angehöriger, Pflegekraft, politische Entscheidungsträger oder einfach als engagierter Bürger.

Denn die Herausforderungen in der Altenpflege betreffen uns alle, spätestens dann, wenn wir selbst als Bewohner in eine Altenpflegeeinrichtung einziehen. Mithin ist es höchste Zeit, gemeinsam nach Lösungen zu suchen.

Andrea Würtz möchte dabei denjenigen eine Stimme und den Mut zum Kampf geben, die tagtäglich an vorderster Front arbeiten, um älteren Menschen ein würdevolles Leben zu ermöglichen.

Mit diesem Buch ist ein erster Schritt in diese Richtung gemacht. Andrea Würtz schärft unser aller Bewusstsein für die katastrophale Personalsituation und die untragbaren Zustände in der Altenpflege und zeigt den Weg für dringend benötigte Verbesserungen auf. Denn es ist an der Zeit zu kämpfen, anstatt zu kündigen, um sicherzustellen, dass sowohl das Personal als auch die Bewohner*innen die Unterstützung erhalten, die zwingend notwendig ist.

Lassen Sie uns gemeinsam den Weg zu einer besseren Zukunft für die Altenpflege und für die uns anvertrauten Menschen einschlagen.

Prof. Dr. Volker Großkopf

1 Altenpflege in Deutschland geht alle an

Wer sich mit dem Thema »Entwicklung der (Alten-)Pflege in Deutschland« beschäftigt, kennt die Parolen vom »demografischen Wandel«, vom »Pflegenotstand«, von Missständen, vom knappen Angebot und zu hoher Nachfrage. Schlagzeilen titeln klagend »Wohin mit Oma?« oder »Altenheim: Das ist kein Leben dort!«

Ich erinnere mich an ein Gespräch mit Claus Fussek, dass ich 2022 mit ihm führte, bevor er in den »Unruhestand« ging. Seine Arbeit und sein umfangreiches Archiv, inklusive all der Zeitungsberichte über den Pflegenotstand, die großen und kleinen Skandale, die verzweifelten Hilferufe – nicht nur im Bereich der Altenpflege – zeigen eines genau: die vielschichtigen Probleme der Pflege. Seit mehr als 40 Jahren sammelt Claus Fussek, klärt auf und klagt an. Unvergessen bleibt mir sein Ausspruch: *»Sei nett zu Deinen Kindern, sie suchen Dir später das Heim aus.«*

Warum ist die (Alten-)Pflege gerade in Deutschland in einer so dramatischen Schieflage? Warum müssen wir kämpfen, damit es besser wird? Einfache Antwort: Es war noch nie anders! Es waren immer einzelne Pflegekräfte und wache Bürger*innen, die sich nicht damit abfinden wollten, dass alles so blieb, wie es war.

1.1 Kämpfen – eine notwendige Disziplin der Pflege

»Wer soll denn unseren Beruf aufbauen, wenn wir es nicht selbst tun! Wir haben gar kein Recht zu verlangen, dass andere das tun.«[1] Das sagte Agnes Karll (1868–1927) zu einer Zeit, als in Deutschland ein Kaiser auf dem Thron saß, Frauen nicht einmal zu politischen Wahlen zugelassen waren und Pflegekräfte eher die Rolle der barmherzigen (Ordens-)schwester einnahmen.

1903 gründete Agnes Karll die »Berufsorganisation der Krankenpflegerinnen Deutschlands« (BOKD), dessen Nachfolger der DBfK ist. Damals war Agnes Karll 35 Jahre alt, seit 16 Jahren Krankenpflegerin und entsetzt von den Zuständen in der Pflege bzw. der Not des Personal (also der Frauen). Sie klagte den häufig schlechten Gesundheitszustand der Krankenschwestern an, die mangelnde soziale Absicherung außerhalb der kirchlichen Mutterhäuser, die fehlenden Ruhezeiten und die massive Arbeitsüberlastung.

Agnes Karll brachte die Steine ins Rollen. Ihre Berufsorganisation gewann zügig Mitglieder. Sie vernetzte sich international, war eines der Gründungsmitglieder des International Council of Nurses (ICN, gegründet 1904), dessen Präsidentin und später Ehrenpräsidentin. Sie hatte eine klare Vision: Aus der Berufsarbeit der Schwestern der karitativen und religiösen Genossenschaften sollte eine Profession werden, deren Fachkenntnis zählte – als *»Maßstab des Könnens«*.

Ihre Schwester im Geiste war Florence Nightingale (1820–1910). Sie schrieb bereits 1859 in ihrem Buch »Notes on Nursing«: *»Let us never consider ourselves finished nurses, we must be learning all our lives.«*[2]

Agnes Karll und Florence Nightingale stehen für nachhaltige Erfolge in schwierigen Zeiten und für den Kampfgeist unseres Berufsstandes.

---

[1] https://www.dbfk.de/de/ueber-uns/150ster-Geburtstag-Agnes-Karll.php

[2] Nightingale F (2020): Notes on Nursing. Übersetzt: »Wir sollten uns nie als fertige Krankenschwestern sehen. Wir lernen unser ganzes Leben lang.«

Als ich im November 2022 #PflegenachCorona[3], den Imagefilm des DBfK, sah, dachte ich direkt weiter, wie es wohl wäre, wenn Florence Nightingale als »Lady with the lamp« gemeinsam mit Agnes Karll und mir eines der Skandalheime betreten hätte. Beide hätten mit Sicherheit ebenso mit aller Überzeugung versucht zu einen und zum Kämpfen ermutigt.

Die Britin Ethel Gordon Fenwick (1857–1947), ebenfalls gelernte Krankenschwester, verfolgte ähnliche Ziele wie Agnes Karll. Sie gründete 1888 die Royal British Nurses Association, die 1904 im ICN aufging. Ihr war es u. a. wichtig, dass sich die Pflegekräfte gemeinsam auf den Weg machen. Sie war der Ansicht, dass die Gründung des ICN nur erreicht werden konnte, weil sich die Pflegekräfte in ihren Forderungen nach der notwendigen Reform zusammengeschlossen hätten, denn nur durch den Zusammenschluss konnte die notwendige Stärke erreicht werden[4].

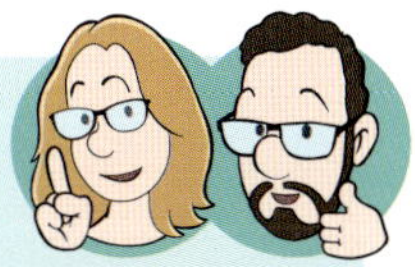

Unser Tipp

Besuchen Sie doch mal den Webauftritt des ICN (https://www.icn.ch/). Er ist eine Quelle der Inspiration und eine willkommene Stärkung, wenn Ihr Kampfgeist nachzulassen droht …

Der Kampf ging und geht weiter. Während der Entstehung dieses Buches stieß ich in einem Video des rbb[5] auf Aussagen von Oberschwestern aus den 1960er Jahren und auf ein Video des Schweizer Fernsehens aus den 1970er Jahren[6]. Auch hier beeindruckte mich wieder Kampfgeist der Fachkräfte und der Auszubildenden, v. a. in Bezug auf den Stellenwert der Pflegeprofession in der damaligen Gesellschaft. Schon damals beklagten die Auszubildenden und Leitungskräfte fehlende gesellschaftliche Anerkennung,

3 https://youtu.be/rSkVlku2zh0
4 Gordon Fenwick E (1901). The International Council of Nurses: A Message from Its President. The American Journal of Nursing, 1(11), 785–790. http://doi.org/10.2307/3402379
5 rbb retro: Beruf Krankenschwester, 24.09.1964, https://youtu.be/YscTPC4eQf0
6 SRF-Archiv: Krankenschwester-Mangel, 1971, https://youtu.be/USozbp_wJJE

eine zu hohe Dokumentations- und Verwaltungslast, Personalmangel und zu wenig Zeit, um dem Nachwuchs eine qualifizierte Ausbildung zu ermöglichen.

In ihren Kommentaren wiesen die Moderatorinnen der Sendungen darauf hin, dass die Gesellschaft der Pflege einen *»Mythos der Opferbereitschaft«* als eine *»zu Stein gewordene Anschauung einer modernen Gesellschaft«* attestierte. Dabei machte man sich bereits damals schon *»Sorgen um die Zukunft des Gesundheitswesens«*, wegen des steigenden Bedarfes an Krankenhausbetten und dem bereits bekannten demografischen Wandel.

Den kritischen Aussagen standen aber auch Aussagen zur Seite, die Freude und Neugier am Beruf verrieten und die Anerkennung über Verbesserungen der Bezahlung und einen »Wandel« in der Pflege.

1.1.1 … weil das System versagt

Sollten Sie die Geschichte hinter dem Skandal der Seniorenresidenz Schliersee noch nicht kennen, können Sie eine Dokumentation des Bayerischen Rundfunks[7] anschauen. Hier nur ein kurzer Abriss: 2020 führte ich als Mitarbeiterin des Gesundheitsamtes Reihentestungen durch, nachdem es in einer Seniorenresidenz in Schliersee einen Corona-Ausbruch gegeben hatte. Ich konnte also hinter jede Tür blicken und sah Missstände in der Pflege, wie ich sie nie für möglich gehalten hätte. Doch niemand vom Personal meldete, was sich tagtäglich ereignete, vermutlich aus Angst, Überforderung oder Resignation. Ich beschritt alle Wege, die möglich waren, teilweise mit dem MD und der Heimaufsicht, dokumentierte alles, leitete alle Informationen unter Einhaltung der korrekten Dienstwege weiter. Als nach einer Soforthilfe auch durch den Einsatz der Bundeswehr die notwendigen Konsequenzen ausblieben, und das Heim trotz anhaltender und furchtbarer Missstände nicht geschlossen wurde, meldete ich die Zustände zunächst anonym dem Bayerischen Rundfunk, im Laufe der Recherche entschied ich mich mit Namen und Gesicht an die Öffentlichkeit zu gehen. Sicher auch,

---

[7] https://youtu.be/X7_vCMOs2zY

weil ich bis heute davon überzeugt bin, dass es nur mit Transparenz und Ehrlichkeit gelingen kann eine Veränderung anzustoßen. Jedem dieser Menschen in diesem Heim sind wir das schuldig.

Von da an war ich eine »Whistleblowerin« – und für viele eine Nestbeschmutzerin. Viel gibt es über diesen, aber auch andere Skandale zu sagen, v. a. aber, dass es bis jetzt – vier Jahre später – noch immer keine wirkliche Aufarbeitung mit der juristischen Klärung der Verantwortung gibt.

Dabei ist dieser Skandal »nur« ein besonders schlimmes Beispiel eines Systemversagens, aber kein bedauerlicher Einzelfall! Mich bewegt die Frage: »Was lernen wir daraus und wie können wir dafür sorgen, dass so etwas nie wieder möglich ist?« Eine Antwort darauf lautet: Wir müssen uns als Berufsstand anders und stärker vereinen als je zuvor und aktiv werden!

1.1.2 … weil Pflege Veränderungen bewirken kann

Die Profession Pflege hat immer wieder Veränderungen bewirkt. Auch heute treffe ich natürlich Kolleg*innen, die gerne und gut und professionell pflegen, die sich engagieren und ihren Beruf mit Stolz ausüben. Ich habe Einrichtungen kennengelernt, in denen ganze Teams bereits erfolgreich einen Wandel bewirken. Einige dieser Ideen werde ich Ihnen später (▶ Kap. 5.4) vorstellen. Es gibt ihn also, den Lichtblick – und es gibt das dazugehörende »Aber«.

Die Profession Pflege hat sich längst vom dienenden Assistenzberuf und barmherziger Opferbereitschaft befreit. In vielen Ländern der Welt arbeiten Pflegekräfte bereits seit einiger Zeit auf Augenhöhe mit der Profession der Ärzte. Das gilt leider nicht unbedingt für Deutschland. Tatsächlich unterscheiden wir uns in der Pflege von vielen anderen Ländern, wenn es darum geht, wie viel pflegefachliches Wissen wir tatsächlich anwenden und beratend weitergeben können. Insbesondere die deutsche Altenpflege funktioniert nach einem ganz eigenen Regelwerk …

Übung

»Denke ich an die Altenpflege …«

Stellen Sie sich doch einmal die folgenden Fragen:

- Wenn Sie an die Altenpflege denken, an Ihre Erfahrungen in Pflegeheimen – was kommt Ihnen in den Sinn?
- Wie lange gibt es die professionelle Altenpflege schon – haben Sie eine Idee?
- Woher kommt eigentlich die gesellschaftliche Überzeugung, dass »jeder« pflegen kann?
- Haben Sie sich schon mal überlegt, wie Sie selbst »alt« werden wollen?

Bezogen auf die alternde Gesellschaft in Deutschland ist es längst nicht mehr »fünf vor zwölf«, sondern eher schon »viertel nach drei«. Es stellen sich drängende Fragen:

- Wenn alle über den demografischen Wandel und die Versorgungslücken in der Altenpflege Bescheid wissen, warum geschieht so wenig, um den Beruf zu stärken und ihn der Krankenpflege gleich zu stellen?
- Wieso gibt es eine generalistische Ausbildung, die die Altenpflege sträflich vernachlässigt?
- Wieso verdienen Altenpflegekräfte immer noch weniger als ihre Kolleg*innen aus der Krankenpflege?

1.2 Die Altenpflege – »eine ziemlich junge Profession«

Bis Mitte des 20. Jahrhunderts gab es in Deutschland faktisch keine professionelle Altenpflege. Wer alt wurde, musste sich darauf verlassen, dass seine Familie sich um ihn kümmerte. War das nicht möglich, so blieben noch wohltätige Stiftungen wie die Heilig-Geist-Stifte. Sie entstanden im Mittelalter, um Pilgern eine Heimat in der Fremde zu geben. Diese Stifte waren aber auch für alte Menschen ohne Angehörige eine Möglichkeit, im Alter zu überleben. Wer Geld hatte, sicherte sich bereits in guten Zeiten einen Platz. Wer das nicht konnte, musste auf die Barmherzigkeit der anderen hoffen.

Aus manchem dieser Stifte wurde im Laufe der Jahrhunderte eine Art Altenheim: mit strengem Regelwerk und der »Verwahrung« der Menschen als Ziel. Viel mehr war nicht möglich und niemand wagte es, überhaupt mehr zu fordern. Die meisten älteren Menschen konnten dann auch bei ihren Familien bleiben, nur wenige lebten allein. Das änderte sich massiv mit dem Zweiten Weltkrieg. Viele ältere Menschen blieben allein zurück, der Wohnraum in den zerstörten Städten war knapp. Heime waren die letzte Lösung. Ob älterer Kriegsflüchtling oder alleinstehende Witwe – Heime konnten hier auffangen und so entstanden Anfang der 1950er Jahre in vielen Städten neue Altenheime. Fachpersonal gab es nicht. Hauptsache, die eingesetzten Kräfte waren weiblich und damit – in der damaligen Meinung – gut geeignet für die Pflege älterer Menschen.

In vielen Heimen arbeiteten Ordensfrauen, doch von diesen gab es nicht genug. Außerdem kamen da noch diese neuen Ideen aus den USA: Altenpflege ist nicht nur Verwahren, sondern auch Beschäftigung, Aktivierung, Anleitung! Amerikanische Ideen nach dem Zweiten Weltkrieg? Was wäre in Deutschland willkommener gewesen!

Es waren u. a. konfessionelle Einrichtungen, die in den 1950er Jahren mit den ersten Schulungen zur Pflege älterer Menschen begannen. Statt ehrenamtliche Kräfte und unausgebildete Helfer*innen einzusetzen, startete eine Professionalisierung der Altenpflege. Von den ersten Schulungen führt der Weg zu richtigen Ausbildungsstätten für Altenpflegekräfte. Es ging nicht mehr nur um »Fürsorge«, sondern um »stationäre Altenhilfe«. Das Heim als totale Institution wurde zunehmend hinterfragt, die Fachkompetenz der Pflegekräfte wuchs.

So begründete Gerhard Schröder (CDU) als damaliger Bundesinnenminister in seiner Lesung zum Gesetzesentwurf des Bundessozialhilfegesetzes die Notwendigkeit des Gesetzes darin, dass *»unser Land ein Sozialer Rechtsstaat im Sinne des Grundgesetzes sei, der als solcher an der Not Ihrer Bürger nicht vorbeigehen dürfe. Die Sozialhilfe sollte es den Hilfeempfängern möglich machen, ein Leben zu führen, welches der Würde des Menschen entspricht.«*[8]

Nach der Einführung des Bundessozialhilfegesetzes im Jahr 1961 war die Finanzierungsgrundlage sogar bis in die 1990er Jahre für die Altenpflege in Westdeutschland geschaffen, die das vorherige Fürsorgerecht ablöste.

Die Erkenntnis, ältere Menschen nicht mehr in Heimen buchstäblich zu »verwahren«, sondern Prinzipien der offenen Altenhilfe zu entwickeln, war im Übrigen auch im »Kleinen« schon erkennbar. Während das »Essen auf Rädern« bereits 1943 in England seinen Anfang fand, wurde es in Deutschland erstmalig 1961 in Berlin beschrieben.

Mit der Entstehung der »Sozialstationen« Ende der 1960er Jahre beschäftigte sich die Gesellschaft zunehmend mit dem Prinzip »daheim vor stationär« und ersten Ideen zum Teilhabeprinzip der immer älter werdenden Generationen und den neuen Anforderungen, diesem bisher nicht dagewesenen »Lebensabschnitt« gerecht zu werden. Seit dieser Zeit formieren sich politische Diskussionen zur Finanzierbarkeit von ambulanter und stationärer Altenpflege in die unterschiedlichsten Richtungen.

1968 erschien die erste Ausbildungs- und Prüfungsverordnung, erste Altenpflegeschulen entstanden. 1974 gründete sich der »Deutsche Berufsverband für Altenpflege (DBVA)«. Zum ersten Mal erhielten damit die Altenpflegekräfte eine Möglichkeit, sich für die Belange ihrer Profession einzusetzen.

---

[8] https://www.bundestag.de/dokumente/textarchiv/2021/kw18-kalenderblatt-bundessozialhilfegesetz-837714

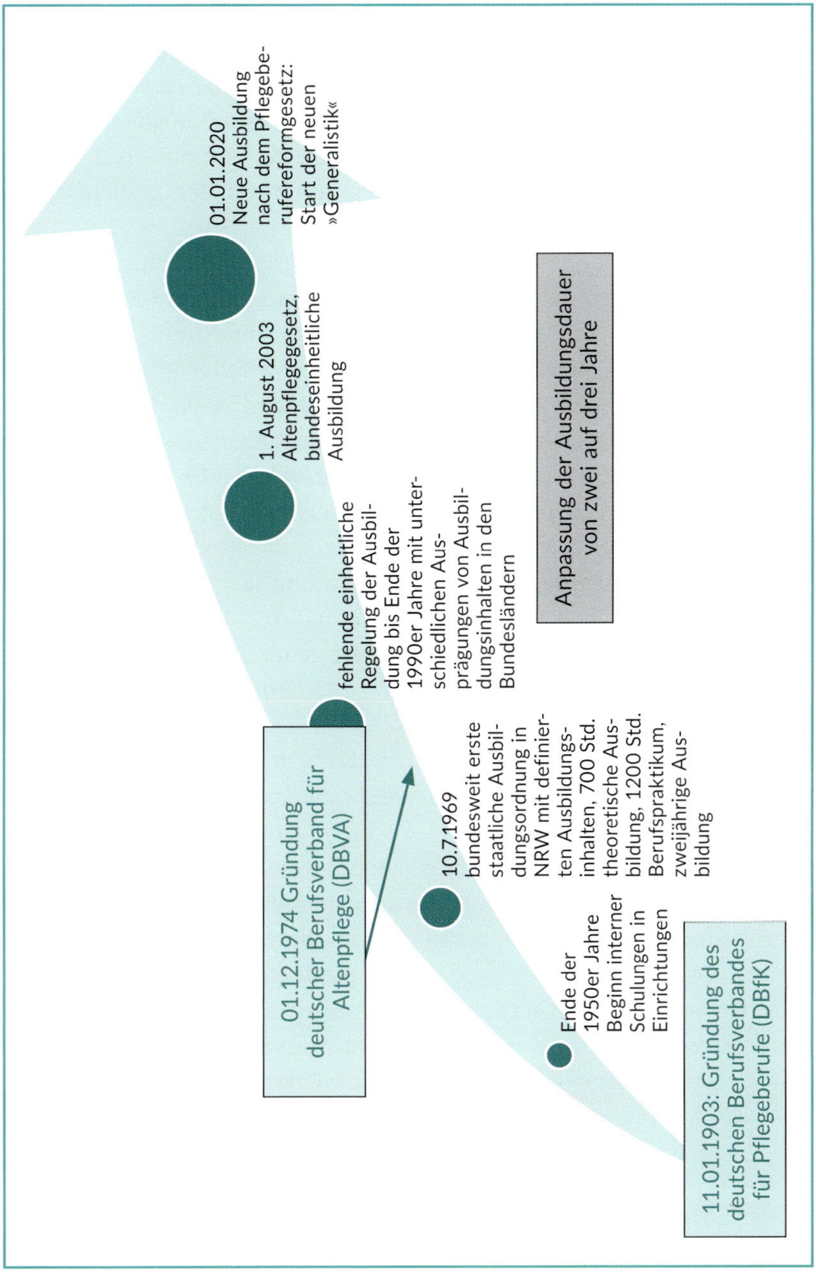

Abb. 1: Entwicklung der Profession »examinierte Altenpflegefachkraft«.

Aber Wandel braucht Zeit: Es dauerte fast 30 Jahre, bis das Altenpflegegesetz in Kraft trat. Knapp 17 Jahre existierte das Gesetz, gab es examinierte Altenpflegefachkräfte, dann erfolgte die nächste Reform: Seit dem 1. Januar 2020 wird nun generalistisch ausgebildet. Am Schluss der Ausbildung steht die Berufsbezeichnung Pflegefachfrau/-fachmann. Spezialisierungen wie Altenpflege oder Kinderkrankenpflege müssen nach der gemeinsamen Grundausbildung zusätzlich erworben werden.

Pflegende Angehörige und Pflegekräfte beschweren sich zu Recht leider auch schon über ein Zeitfenster von Jahrzehnten über immer konstante Fragestellungen nach bezahlbarer, guter und würdevoller Pflege im Alter. Dies eben auch unter dem Aspekt, dass das die Möglichkeit der Menschen das »hohe Alter zu erreichen« historisch betrachtet ebenso »neu« ist – und eben durch den Fortschritt unserer Medizin unter dem ethischen Gesichtspunkt teilweise auch durchaus kritisch zu hinterfragen ist.

Die Grafik (▸ Abb. 1) verdeutlicht die Ausrichtung der deutschen Professionalisierung im Bereich der Altenpflege einerseits sowie die kritisch zu hinterfragende Beschränkung im Rahmen der generalistischen Ausbildung nach nur 17 Jahren Bestand der examinierten Altenpflege andererseits.

1.2.1 … die dringend gebraucht wird

Es hat 50 Jahre gedauert, bis aus barmherzigen Helfer*innen examinierte Altenpflegefachkräfte wurden. Aus Verwahranstalten wurden Einrichtungen der stationären Altenhilfe, die aktivieren, begleiten, anleiten und das Leben im Alter als eine erlebenswerte Phase umdeuten. Dieser Wandel endet nie. Machen Sie sich den Wert der professionellen und individuellen Altenpflege – Ihrer Profession – wieder bewusst. Sie sind wichtig! Sie werden gebraucht! Werfen wir einen Blick auf ein paar Fakten (▸ Tab. 1):

Tab. 1: Pflegebedürftige in Deutschland

Jahr	2001	2011	2021	Prognose 2035	Prognose 2070
Pflegebedürftige	2,04 Mio	2,5 Mio	5,0 Mio Davon 4,2 Mio zuhause	ca. 5,6 Mio	ca. 6,8 Mio
Verhältnis Zuhause/ Stationär	70 % 30 %	70 % 30 %	84 % 16 %		
Pflegeheime	9.200	12.400	16.100		
Beschäftigte in stationären Pflegeheimen	475.368	661.179	814.042 davon 63 %in Teilzeit		
Ambulante Pflegedienste	10.594	12.349	15.376		
Beschäftigte in Ambulanten Pflegediensten			442.900 davon 68 %in Teilzeit		
* Statistisches Bundesamt 2023					

Die Versorgungslücke klafft bereits jetzt. Pflege wird sowohl ambulant, teil- als auch vollstationär immer unbezahlbarer. Tatsächlich werden erhebliche Qualitätsverluste billigend in Kauf genommen. Allzu bereitwillig akzeptieren viele Pflegekräfte die Deprofessionalisierung ihrer Profession auf allen Ebenen.

1.2.2 … und zwar weltweit

Die Politik scheint nur eine Lösung zu kennen: die Werbetour durch Drittländer, um Pflegekräfte für die Arbeit in Deutschland zu gewinnen. Mit verheerenden Folgen für die Herkunftsländer.

Beispiel Albanische Realität

Absolut sehenswert ist hier ein Bericht von arte mit dem Titel »Re: Albaniens letzte Pfleger« (https://youtu.be/WCVX6VYiuJs). Deutsche Krankenhäuser bieten dem Pflegenachwuchs in Albanien ein besseres Leben. Die Entlohnung ist besser, Sprachkurse werden bezahlt, lukrative Arbeitsverträge gibt es nach bestandener Prüfung.

Im Arte-Bericht wird ein Pflegefachmann porträtiert, der sich täglich zu Fuß stunden- und kilometerlang über Berg und Tal, Stock und Stein zu seinen Patienten begibt. 460 Euro monatlich beträgt sein Verdienst. Dafür pflegt er so professionell wie nur möglich. Eine bunte Mischung aus Behandlungspflege, Prävention, Beratung, jeder Menge Individualität und vor allem Menschlichkeit, die ihn auszeichnet. Spürbar ist die Dankbarkeit der Angehörigen, bei denen die Pflegebedürftigen leben.

Und das verlockende Angebot aus Deutschland? Ausgeschlagen! Ein Verlassen seines Landes kommt für den Pflegefachmann und seine Familie nicht in Frage. Doch andere berichten, dass ihre Kinder das Land verlassen – für ein besseres Leben in Deutschland – obwohl sie so dringend in ihrem eigenen Land benötigt werden.

Wer wird die dann in Albanien zurückgelassenen Eltern bei Pflegebedürftigkeit versorgen? Gegen Ende der Arte-Dokumentation macht sich der Pflegefachmann dann doch noch bereit: Er will sich als Wanderführer etwas dazuzuverdienen – denn, so sagt er, seine Gegend sei ein beliebtes Wanderziel- auch für deutsche Touristen.

Aus meiner Sicht ist die Anwerbung aus Drittländern definitiv nicht der richtige Weg. Ausländische Fachkräfte, die häufig ein mehrjähriges Pflegestudium hinter sich haben, werden mit unserer derzeitigen Pflegesituation konfrontiert. Ihr hohes Fachwissen? In Deutschland nicht gefragt. Durchführung ärztlicher Tätigkeiten? In Deutschland derzeit vergleichbar nicht möglich.

Echte Werbung für den Beruf der Altenpflege kann nur durch einen gemeinsamen Veränderungswillen erfolgen. Sinnvolle Kampagnen können doch nur wir Pflegekräfte selbst richtungsweisend initiieren, um unseren Beruf selbst wieder »attraktiv« und »ehrlich« auszuüben und damit auch trotz aller Widrigkeiten Nachwuchs zu gewinnen. Oder möchten Sie weiterhin von Kampagnen der Bundesregierung wie den »Ehrenpflega« aus dem Familienministerium im Jahr 2020, oder etwa aus 2023 »Pflege kann was«, lesen?

Der demografische Wandel, kombiniert mit dem längst vorhandenen »Pflegekollaps«, indem wir uns gefühlt schon eine Ewigkeit befinden, ist eine »toxische Mischung«. Nicht zu vergessen die Pandemie, die sicher das ein- oder andere transparenter gemacht hat.

Wir alle können es nicht oft genug wiederholen: Die Fakten sind bekannt. Unsere Gesellschaft wird immer älter, die Geburtenrate sinkt. Immer weniger junge Menschen sollen die stetig steigende Anzahl von Senior*innen mit wenig oder viel Pflegebedarf in unterschiedlichster Ausprägung zuhause, teil- oder vollstationär versorgen. Unter oft als unerträglich beschriebenen Arbeitsbedingungen. Berufsfremde Akteure quer durch alle politischen und wissenschaftlich orientierten Lager haben immer neue Ideen, um die Lücken zu stopfen. Was sie nicht tun: echte und nachhaltige Pflegereformen abseits der lobbyistisch geführten Interessen durchzusetzen.

Das klingt hart, dessen bin ich mir durchaus bewusst. Ich selbst habe das schon häufig »live« erleben müssen und kann Sie nur ermuntern, gemeinsam »lauter« zu sein, damit wirklich alle an der Altenpflege beteiligten Mitarbeiter*innen und pflegende Angehörige eine echte Entlastung erleben und vor allem auch die realen Arbeitsbedingungen transparenter gemacht werden. Wir haben es in der Hand.

1.2.3 … mit guter Bezahlung

Wir hätten in Deutschland noch jede Menge Kolleg*innen, die gern in die Pflege zurückkehren würden, wenn sich die Arbeitsbedingungen so grundlegend ändern, dass Fachkompetenz und Entlohnung bzw. Wertschätzung in die Balance kommen.

Lassen Sie uns doch auf das leidige Thema »Entlohnung« schauen. Es gibt noch immer ein Gehaltsgefälle zwischen Kranken- und Altenpflege, aber es gleicht sich allmählich etwas aus (▶ Tab. 2).

Tab. 2: Durchschnittlicher Bruttoverdienst pro Monat im Jahr 2020 (ohne Zulagen/Sonderzahlungen)

Pflegefachkraft Krankenhaus	Pflegefachkraft Pflegeheim	Altenpflegefachkraft Pflegeheim	Durchschnittsgehalt Gesamtwirtschaft
3.578 €	3.363 €	3.291 €	3.286 €
* Statistisches Bundesamt 2023			

Im Jahr 2020 lag also das Fachkraftgehalt erstmalig über dem Durchschnitt der Gesamtwirtschaft. Bei den Pflegehilfskräften sieht es natürlich etwas anders aus (▶ Tab. 3).

Tab. 3: Durchschnittlicher Bruttoverdienst pro Monat im Jahr 2020 (ohne Zulagen/ Sonderzahlungen)

Pflegehilfskraft Krankenhaus	Pflegehilfskraft Pflegeheim	Pflegehilfskraft Alten/Behinderten-wohnheim	Durchschnittsgehalt Gesamtwirtschaft
2.796 €	2.529 €	2.495 €	2.611 €
* Statistisches Bundesamt 2023			

Die niedrige Tarifbindung können Sie als Arbeitsbasis nehmen! Was hindert Sie daran, bei deutlichen Abweichungen zu Ihren Lasten mit Ihrem Arbeitgeber darüber zu sprechen?

Im August 2023 sprach sich die Pflegekommission (ständiges, dem Bundesministerium für Arbeit und Soziales zugeordnetes Gremium) eine Empfehlung für die erneute Anhebung der Mindestlöhne in der Altenpflege (▶ Tab. 4) aus, als »ein starkes Signal für den Pflegeberuf in einem schwierigen wirtschaftlichen Umfeld«. Sogar bis zu neun zusätzliche Urlaubstage über den gesetzlichen Urlaubsanspruch hinaus – auf Basis einer Fünf Tage-Woche empfiehlt die Kommission für die Beschäftigten in der Altenpflege und legt die Laufzeit dieser Empfehlungen bis 30. Juni 2026 fest.

Tab. 4: Gehälter in der Pflege

Mindestlohn Pro Stunde	Pflegehilfskraft	Qualifizierte Pflege-Hilfskraft	Pflegefachkraft
Aktuell bis 31.01.24	13,90 €	14,90 €	17,65 €
Ab 01.05.24	15,50 €	16,50 €	19,50 €
Ab 01.07.25	16,10 €	17,35 €	20,50 €

* Pressemeldung des Bundesgesundheitsministeriums vom 29. 8. 2023

Cornelia Prüfer-Storcks, Vorsitzende der Pflegekommission sagte: *»Die einstimmige Empfehlung der Pflegekommission für höhere Pflegemindestlöhne in Zeiten hoher Inflation und wirtschaftlicher Unsicherheiten verdeutlicht das gemeinsame Engagement aller Kommissionsmitglieder für eine Verbesserung der Arbeitsbedingungen in der Branche. Ich freue mich, dass wir als Pflegekommission mit dieser Entscheidung die Attraktivität des Pflegeberufs erneut erhöhen, um mehr Personal für die Pflege zu gewinnen. Der Pflegemindestlohn ist weiterhin wichtig als individuell einklagbarer Rechtsanspruch der Beschäftigten in der Pflege. Gleichzeitig gibt der Beschluss den Pflegeeinrichtungen im Hinblick auf die Mindestentgelte Planungssicherheit für die nächsten Jahre.«*[9]

Politiker wie Bundesarbeitsminister Hubertus Heil oder Bundesgesundheitsminister Karl Lauterbach finden, dass »gute Löhne und attraktive Arbeitsbedingungen« die zukünftige pflegerische Versorgung sichern. Ich bin da skeptisch.

---

9 Pressemitteilung des Bundesgesundheitsministerium vom 29. 8. 2023

Die weitere Erhöhung der Löhne bedeutet aber für viele Heimbewohner*innen und deren Angehörige eine Erhöhung der Zuzahlung. Die Heimplätze werden damit eigentlich unbezahlbar. Auch im ambulanten Versorgungsbereich werden pflegerische Leistungen, die die Pflegebedürftigen eigentlich benötigen, »weggespart«. So berichtete mir eine Kollegin, die in der ambulanten Pflege arbeitet, im Gespräch: *»Eigentlich können wir gar nicht alle Anfragen bedienen, und trotzdem haben wir derzeit sogar Mitarbeiter*innen, die eigentlich in Vollzeit arbeiten, aber gar nicht auf Ihre Stunden kommen, weil Leistungen aus der ambulanten Pflege auf das allernötigste reduziert werden und Angehörige durch die hohen Zuzahlungen an der Erfüllung von Grundbedürfnissen sparen. Dann wird die Seniorin halt nur noch einmal im Monat geduscht und bekommt die Haare gewaschen Und das Essen für abends wird mittags schon hingestellt, eine zusätzliche Anfahrt ist nicht mehr »drin«.«*

1.2.4 … und vielen engagierten Stimmen

Eine gute Bezahlung ist wichtig. Aber gute Arbeitsbedingungen in der Pflege sind (noch) wichtiger. Was nützen Ihnen die Zulagen, Sonder- oder Bonuszahlungen, Willkommensprämien etc., wenn die Arbeit Sie vollkommen überfordert? Hand aufs Herz: Wird eine weitere Gehaltssteigerung dazu führen, dass Sie Ihre Arbeit wieder »lebenswert« erscheint? Aus Zuschriften lese ich etwas anderes heraus, z. B.: *»Ich bin in der Altenpflege tätig und habe mit dem Ziel angefangen, dass ich PDL werde. Das wurde ich. Danach war Einrichtungsleitung mein Ziel. Das wurde ich. Danach gab es in der Branche keine Ziele mehr. Es war nur Personalmangel zu managen und Missstände aufzuarbeiten.*

In Kriegsregionen werden Menschen geschickt und im ›Kriegsgebiet‹ Altenpflege kommt nichts an. Traurig, oder? Bin zurück in die Pflege, als Altenpfleger. Leitung unter diesen Umständen konnte ich nicht mehr verantworten.«

Viele Pflegekräfte sehen sehr genau, wo es hakt. Sie erkennen die Widersprüche der »Werbetouren« der Politiker. Sie kennen die Konsequenzen, wenn es um den Einsatz von ausländischen Pflegekräften geht. Wie sieht es da bei Ihnen aus?

Übung

»Wenn es ums Engagement für die Altenpflege geht, denke ich …«

Lassen Sie die folgenden Fragen einfach mal auf sich wirken:

- Wie und wo machen Sie darauf aufmerksam, was in Ihrem Arbeitsfeld gut/nicht gut funktioniert?
- Wissen Sie, welcher Verband Ihre Berufsinteressen vertritt?
- Sind Sie bereits Mitglied in einem Verband? Wenn ja, haben Sie die Hilfe des Verbandes in Anspruch genommen und/oder sind Sie selbst aktives oder passives Mitglied?
- Wenn Sie der Meinung sind, dass Verbände Ihre Interessen nicht vertreten oder keine Verbesserung für Sie erreichen können, welche anderen Ideen haben Sie, Ihre Überlegungen zu den reellen Problemen in der Altenpflege und Ihren Verbesserungsideen mit Ihren Berufskollegen zu teilen?
- Sind Sie auch außerhalb Ihres Teams vernetzt?

Mit der Gründung des BOKD vor mehr als 120 Jahren begann eine sichtbare und verzweigte Ausdifferenzierung verschiedenster Berufsverbände im Bereich der Pflege. Derzeit gibt es eine Fülle von Verbänden in der Pflegelandschaft. Ihr Ziel ist es, unsere Berufsinteressen zu vertreten und sich gemeinsam für unseren Berufsstand »stark« zu machen. 2022 entstand etwa der Dachverband BAV e. V. (BundesAltenhilfeVertretung) als Interessenvertretung. *»Der Dachverband BAV sieht sich als neue starke und trägerunabhängige Interessenvertretung der Alten- bzw. Langzeitpflege sowie der kulturellen und sozialen Teilhabe alter Menschen in Deutschland, um die notwendigen Reformen und Entwicklungsprozesse frei von Vorgaben sowie Leistungserbringern und Leistungsträgern zu denken und zu formulieren.«*[10] Das Positionspapier bündelt die Problematik und fasst die Ziele ganz wunderbar zusammen.

---

[10] https://www.aaa-deutschland.de/3346-gruendung-des-dachverbandes-bav-e-v-bundesaltenhilfe-vertretung/

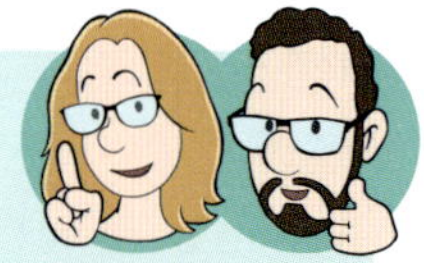

Unser Tipp

Lesen Sie doch selbst: https://www.aaa-deutschland.de/3346-gruendung-des-dachverbandes-bav-e-v-bundesaltenhilfe-vertretung/. Zwischen den Zeilen lässt sich da fast schon ein Hilferuf – leider nur– an die Politik erkennen.
Dabei können Sie alle aktiv dazu beitragen, dass die Probleme ehrlich benannt werden.

Viele Verbände, aber auch viele Stimmen. So machte im Februar 2022 das Internetportal pflegen-online.de auf die Gefahr der mangelnden Schlagkraft durch die hohe Anzahl der Verbände[11] aufmerksam.

Und was ist mit den Pflegekammern? Mir ist bewusst, dass es auch hier (mindestens) zwei Lager gibt. Begeisterte Kolleg*innen engagieren sich für die Stärkung ihrer Profession, zeigen jede Menge Berufsstolz und Pioniergeist. Andere ärgern sich über die Zwangsbeiträge, fühlen sich »zu wenig« gehört, oder zweifeln daran, ausgerechnet hier Hilfestellung für Ihre berufliche Situation zu erhalten.

Ich bin der Meinung, dass eine unabhängige Kammer auf Bundesebene ein deutlicheres Zeichen setzen könnte, als viele länderspezifische Kammern. Das ist keine Traumvorstellung. Agnes Karll hat vor mehr als 120 Jahren einen deutschlandweiten Verband geschaffen, quasi aus dem Nichts heraus (▶ Kap. 1.1), um nur wenig später sogar international weiterzumachen.

---

[11] https://www.pflegen-online.de/pflegeverbaende-was-bringt-mir-eine-mitgliedschaft

Sie können mit uns in Kontakt treten. Schreiben Sie uns über die Website www.careforchange.de oder per E-Mail über careforchange@web.de und lassen Sie uns und andere an Ihren Ideen teilhaben. Wir freuen uns und halten Sie mit spannenden Updates auf dem Laufenden! An diesen Themen sind wir interessiert:

1. Sie sind der Meinung, die spezifische Ausbildung für die Altenpflege der Zukunft ist noch nicht ausreichend im Rahmen der Generalistik erfasst? Konkretisieren Sie aus Ihrer Erfahrung (auch im Bereich der Praxisanleitung), warum das so ist!
2. Sie sind der Ansicht, dass nicht jeder in der Pflege arbeiten kann, darf und sollte? Beschreiben Sie warum und geben Sie konkrete Beispiele!
3. Sie stehen besetzungstechnisch im neuen Skill Mix der Personalbemessung und erleben hautnah, dass es nicht funktioniert und Sie auf Ihrem Wohnbereich von individueller und ressourcenorientierter Pflege so weit weg sind wie der Nord- vom Südpol? Werden Sie auch hier – abseits einer Überlastungsanzeige – konkret und nennen Sie Beispiele.
4. Sie erleben gefährliche Pflege, Körperverletzungstatbestände durch Unterlassung, Menschenrechtsverletzungen, physische oder psychische Gewalt in der Pflege? Benennen Sie sie genau, schauen Sie nicht weg, sondern hin!
5. Sie sind einer der Leuchtturm-Einrichtungen, die gut funktionieren, wenig Personalfluktuation haben und schon tolle Teilhabekonzepte in Ihrer Einrichtung erfolgreich umsetzen? Lassen Sie uns und andere an Ihren Ideen teilhaben!
6. An alle Nachwuchspflegekräfte: Sie erleben die Diskrepanzen zwischen der neuen Ausbildung und der Realität? Trauen Sie sich und benennen Sie die deutlichsten und schwerwiegendsten Unterschiede! Machen Sie diesen so wichtigen Schritt – nur so können die notwendigen Veränderungen im Bereich der generalistischen Ausbildung auch auf den Weg gebracht werden.
7. Sie sind schon lange der Meinung, es ist Zeit, die alten verkrusteten Heimstrukturen aufzulösen? Machen Sie Verbesserungsvorschläge gemeinsam im Team!

1.3 Der Pflegenotstand in stationären Einrichtungen

Im vorherigen Kapitel ist deutlich geworden, dass die pflegefachlich-professionelle Altenpflege noch relativ »jung« ist. Das Wissen im Bereich der geriatrischen Krankheitsbilder wie etwa der demenziellen Erkrankungen ist unglaublich hoch. Die Zahl der Pflegebedürftigen ist es auch. Zum Gesamtbild gehört jedoch seit langem der Pflegenotstand.

Die Begrifflichkeit »Pflegenotstand« tauchte in Deutschland erstmals in den 1960er Jahren auf. Der Personalbestand in der Pflege hielt mit dem massiven Ausbau von Krankenhäusern und Altenheimen einfach nicht mit. Die Finanzierung stand auf schwachen Füßen und das tut sie bis heute. Nach wie vor liefert die Pflegeversicherung keine Rundum-Sorglos-Garantie. Ob ambulante Dienste oder stationäre Pflege – der Pflegebedürftige bzw. seine Angehörigen müssen selbst in die Tasche greifen oder »Hilfe zur Pflege« beim Sozialamt beantragen.

Der Pflegenotstand dient häufig als Rechtfertigung für die unterschiedlichsten Negativentwicklungen bei der Versorgung von Pflegebedürftigen. Neben den Folgen für Ihren Arbeitsalltag, dem Fehlen »guter Pflege« und der Zunahme »nicht mehr erbrachter Leistungen« für die Pflegebedürftigen führt er auch zu Bettensperrungen und immer öfter auch zu Heimschließungen.

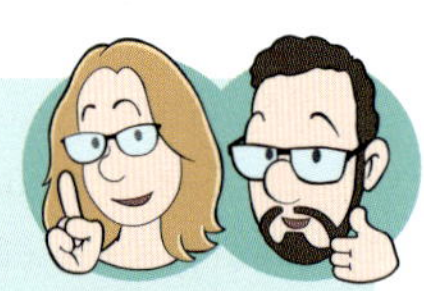

Unser Tipp

Schauen Sie mal auf Website https://www.pflegenot-deutschland.de/. Hier wird der Pflegenotstand in Deutschland in Echtzeit abgebildet. Im November 2023 fehlten allein in der Altenpflege über 155.000 Fachkräfte. Und über 160.000 Auszubildende hatten zu dem Zeitpunkt ihre Abbildung abgebrochen (im Jahr 2023).

Leider wird der Personalmangel noch an Dynamik gewinnen, wenn es uns nicht gelingt, den Frust in der Pflege mit aller Kreativität und einem neuen Denken entgegenzutreten.

Die Grafik (▶ Abb. 2) zeigt deutlich, wie hoch der Anteil an Kolleg*innen zwischen 50 und 60 Jahren im Bereich Pflegeheime und ambulanter Dienste ist. Wir alle wissen auch, dass eine hohe Zahl an Kolleg*innen das reguläre Rentenalter in der Pflege nicht erreicht, sondern noch früher in Rente geht.

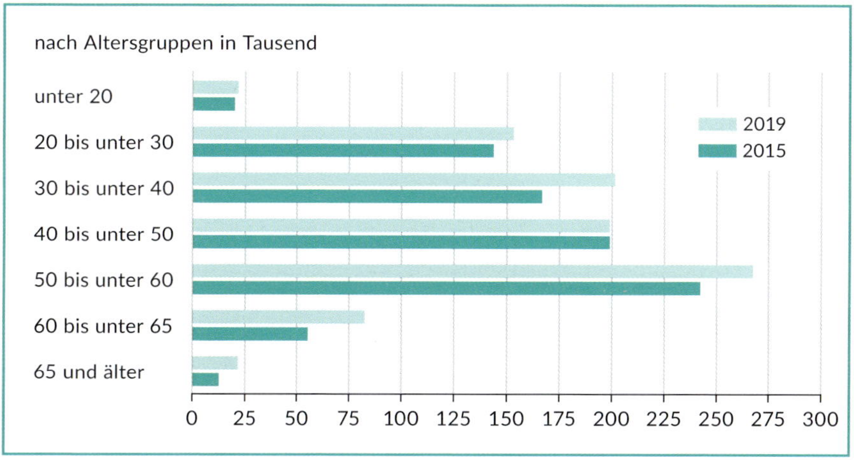

Abb. 2: Pflege- und Betreuungspersonal in Heimen und ambulanten Diensten.

1.3.1 ... und die Situation der Pflegekräfte

Jede Pflegekraft würde wohl gern an einem Ort arbeiten, an dem das Team stimmt, die Arbeitsbedingungen gut sind und die Bewohner*innen sich wohl fühlen. Doch diese Bedingungen sind in Deutschland rar.

»Laut Ergebnissen des WIdO-Fehlzeiten-Reports stieg die Anzahl der Fehltage aufgrund psychischer Erkrankungen in der Pflege (einschließlich Burnout) im vergangenen Jahr auf durchschnittlich 6,2 Tage je AOK-Mitglied an und lag damit erneut weit über dem Durchschnitt aller Berufe (3,4 Tage). Erkrankungen

im Zusammenhang mit der Diagnose Burnout verursachten bei Pflegekräften im vergangenen Jahr im Schnitt 28,2 Arbeitsunfähigkeitstage je 100 AOK-Mitglieder, deutlich mehr als in anderen Berufen mit 14,2 Tagen.«[12]

Die Corona-Pandemie hat dazu geführt, dass Beschäftigte in der Alten- und Krankenpflege vermehrt ausgestiegen sind.[13] Wie ernst die Situation ist, zeigt die Initiative »Pflegenetzwerk Deutschland«, die vom Bundesministerium für Gesundheit ins Leben gerufen wurde. Zum Tag der Pflege 2023 veröffentlichte man dort eine Arbeitsplatzstudie[14]. Befragt wurden 5.500 berufliche Pflegende. Und das ist ihre Wunschliste:

1. Vereinbarung von Familie, Pflege und Beruf
2. Attraktive Bezahlung
3. Gute Personalausstattung
4. Partizipative Führungsmodelle
5. Stärkung der Pflegeprofession
6. Digitaler Arbeitsplatz
7. Aktive Förderung von Berufseinstieg und -gehalt

Bislang ist in dieser Hinsicht nicht wirklich viel passiert. Schon 1993 versuchte man die Personalausstattung bzw. deren mangelhafte Ausgestaltung in den Griff zu bekommen: mit der 50 %-Fachkraftquote. Doch die Schlupflöcher durch die unterschiedlichen Heimgesetze in den Bundesländern ließen diese magischen 50 % oft wie durch Zauberhand schrumpfen. Dank Ausnahmeregelung umging so manches Heim die Quote recht clever. Die kurze Personaldecke wird nun ein weiteres Mal gestreckt. Ein neues Verfahren zur Berechnung des Personalschlüssels, das PeBeM, kommt.

---

12 https://www.aok.de/pp/bv/pm/burnout-risiko-pflegefachpersonen/

13 https://www.aerztezeitung.de/Politik/Corona-Pandemie-sorgt-offenbar-fuer-Pflegexit-417758.html

14 https://pflegenetzwerk-deutschland.de/das-netzwerk/publikationen-und-fachinformationen?pk_campaign=bmg-22-007_mediascale_sea_google_publikationen-Text_109

Info

PeBeM

Das Personalbemessungsverfahren (PeBeM) soll dafür sorgen, dass die wenigen qualifizierten Pflegekräfte mit einem Team aus Hilfs- und Assistenzkräften (doch noch) die so wichtige Pflege leisten können.

Zum 1. Juli 2023 in Kraft getreten, sollen künftig alle vollstationären Pflegeeinrichtungen in Deutschland ihren individuellen Personalbedarf berechnen und dann dafür das entsprechend qualifizierte Personal vorhalten. Bis 2025 gilt ein sog. Übergangszeitraum. In dieser Zeit werden Sie alle live und in Farbe miterleben, ob und wie der sog. Skill Mix sich in der Realität gestalten lässt. Ich gehe darauf später noch ein (▶ Kap. 1.5).

1.3.2 ... und das Leid der Bewohner*innen

In Schliersee sagte mir ein Bewohner, den ich verwahrlost und verlassen in seinem Zimmer fand, schlicht: »Da kommt eh keiner mehr.«

2021/2022 begleitete ich über mehrere Monate die Investigativrecherchen, die das Team Wallraff in Altenheimen durchführte[15]. Unvergessen ist mir eine Bewohnerin, die den eingeschleusten Journalisten fragt: »Können Sie sich denn nicht Mühe geben, dass wir nicht alle kaputt gehen?«

TV-Reportagen stehen immer zwischen Sensationsjournalismus und bewusster Aufklärung. Auch das Team Wallraff muss sich häufig fragen lassen, ob es wirklich aufklären oder nur Quote machen will. Ich habe aber bei Günter Wallraff selbst, seinem gesamten Team und allen Beteiligten des

[15] Beide Dokumentationen von Team Wallraff sind in der RTL-Mediathek abrufbar (Teil 1 – Ausstrahlung 10.2.22 / Teil 2 – Ausstrahlung 23.6.22)

Senders die Sprach- und Fassungslosigkeit über das Gesehene erlebt. Als begleitende Expertin musste ich mir auch die originalen Aufnahmen anschauen, ohne abschwächende Verpixelungen.

Fragten die Reporter bei den Pflegekräften nach, warum die Zustände so desolat sind, wurde deutlich, dass sie sich der schlechten Versorgung der Bewohner bewusst waren. Doch die Entschuldigung war ebenso schnell bei der Hand: »Ja, das ist nur wegen des Pflegenotstandes. Wir arbeiten daran …« – »An dem Tag waren so viele krank« – »Die Frau ist dement und jammert immer nur rum.«

Es bedarf keiner ausgiebigen Beschreibung, um zu wissen, dass man mit nur einer Pflegefachkraft und zwei bis drei Pflegehilfskräften und/oder ungelernten Kräften keine 50, 60 Bewohner*innen auch nur im Ansatz zufriedenstellend versorgen kann. Doch kann der Pflegenotstand wirklich für alles als Rechtfertigung dienen? In Schliersee erlebte ich, dass die Grundbedürfnisse bei vielen Pflegebedürftigen nicht mal im Ansatz gewahrt wurden. Das Essen war zu knapp bemessen und von fragwürdiger Qualität. Eine erkennbare und adäquate Beschäftigung fand schlicht nicht statt.

Bei den Recherchen des Team Wallraff wurde eine Pflegekraft über den Sturz einer Bewohnerin unterrichtet. Sie fragte daraufhin zunächst mal, ob dieser Sturz sich überhaupt auf ihrem Wohnbereich ereignet habe. Ansonsten wäre sie nicht zuständig.

Die Undercover-Journalisten stießen auf Pflegekräfte, die darüber berichten, dass enteral ernährte Patient*innen falsch versorgt wurden. Zwar kannte man Details über Gewichtszunahme und Mobilitätsabnahme, doch Maßnahmen ergriff man nicht.

Das Team traf auf Pflegekräfte, die Bewohner auslachten und demütigten.

Das alles war keinesfalls für das Fernsehen »gestellt«. Es waren Aufnahmen aus bundesdeutschen Pflegeheimen und bei weitem keine »bedauerlichen Einzelfälle«.

1.4 Der Pflegenotstand auf der Anklagebank

Der Journalist Stephan Brockmeier schrieb im Kölner Stadtanzeiger einen Artikel über einen Prozess um Körperverletzung in einem Altenheim im rheinisch-bergischen Kreis, der sich bereits 2018 ereignete. Der Artikel erschien am 9. November 2022 unter dem Titel »*Vollgepinkelte Laken wieder benutzt. Prozess um Körperverletzung in Altenheim offenbart schlimme Zustände – Freisprüche*«.

Angeklagt waren fünf damalige Mitarbeiter des Heimes, darunter die Pflegedienstleitung, die Qualitätsbeauftragte und drei weitere Pflegekräfte. Grund der Anklage war die Ermittlung der Staatsanwaltschaft nach dem Versterben eines 87-jährigen Bewohners, dessen Tochter Anzeige erstattet hatte. Der Bewohner war zwar im Krankenhaus verstorben, vier Tage nach seiner Einweisung vom Pflegeheim, jedoch gab es Hinweise auf einen gesamthaft schlechten pflegerischen Zustand.

Am 8. November 2022 verkündete die Schöffengerichtsvorsitzende Birgit Brandes den Freispruch der Angeklagten: »Auf die Anklagebank gehört der Pflegenotstand«.

Welchen Nutzen ziehen die Geschädigten bzw. Hinterbliebenen wohl aus solchen Aussagen?

1.4.1 … und die bleibenden Fragen

Was macht der Satz von Richterin Brandes mit Ihnen, liebe Leser*innen? Entlastet Sie der Gedanke, dass der Pflegenotstand »schuld« an allen inakzeptablen Pflegerealitäten ist? Erleichtert es Sie, wenn Sie sagen können: »Wie gut! Ich kann ja nicht schuld sein, das System ist schuld, sagt sogar die Richterin. Ich tue doch wirklich alles, was möglich ist!« – Ich bin der Meinung, dass das bei weitem nicht ausreicht.

Diesen Fragen müssen Sie sich stellen:

- Wer setzt sich für diese geschädigten Bewohner*innen ein, die für diese schlechte Pflege und Versorgung noch Geld gezahlt haben und gegebenenfalls bereits sämtliche Ersparnisse für diese Art der Versorgung am Lebensende verloren haben?
- Warum kämpfen Sie nicht gegen diese unsägliche Resignation anders an?
- Warum zeichnen Kolleg*innen Leistungen ab, die sie nicht erbracht haben?
- Warum werden die Dokumentation für die Heimaufsicht, den medizinischen Dienst oder die hausinterne Qualitätsbeauftragte geschönt?

Wir alle wissen, dass die Arbeitsbelastungen nicht zu bewältigen sind. Wenn wir an eine würdevolle, individuelle und vielleicht sogar auch rehabilitative oder präventive Pflege denken – und das Recht auf soziale Teilhabe der Bewohner*innen – , ist es frustrierend, dies kaum leisten zu können.

Zwei Fragen an Pflegehilfskräfte, ungelernte Kräfte, Auszubildende, Praktikant*innen:

- Wie fühlen Sie sich, wenn Sie permanent überfordert werden oder nicht richtig angeleitet werden?
- Können Sie dann für »Pflegefehler« verantwortlich gemacht werden?

Anbei ein Bericht, der mich erreicht und zutiefst bewegt hat: »*Es gibt nur wenige gute Häuser. Leider sind diese Plätze rar. Ich bin 35 Jahre in diesem Beruf und kann viel erzählen. Das Personal in den anderen Häusern hält sich die Stange und vertuscht alles. Gewalt gehört dazu. Ärzte, Betreuer, Helfer und Alltagsbegleiter halten zusammen. Es wird systematisch verschleiert. Weder die Kolleg*innen, der MD oder noch teilweise die Angehörigen wollen die Wahrheit preisgeben. Misshandlung durch physische und psychische Gewalt zeigt sich sehr* *breit gefächert. Nahrungsentzug wird in der Dokumentation als Nahrungsverweigerung eingetragen, Hämatome – durch Schläge verursacht – werden dann so dargestellt, als wäre ein Bewohner gestürzt. Ich habe es selbst erlebt, dass die Grundpflege nur durch das Auftragen einer Körperlotion als durchgeführt gilt. Pilzbefall in Hautfalten (wie unter den Brüsten) wird gefördert durch ausbleibende adäquate Grundpflege mit der Anwendung der richtigen und verordneten Salbe.*

Mobilisation und Dokumentation über Ausscheidungen werden nicht gewissenhaft gemacht und Bewohner werden großzügig sediert, damit sie dauerhaft schlafen. Die Bewohner werden ebenso großzügig mit Abführmitteln versorgt, weil man die Menschen nicht in Ruhe auf die Toilette setzt, sondern immer schnell »abfertigt«. Dann bekommen die Bewohner im Gegenzug wieder Präparate gegen Diarrhöe, um die Wirkung des Abführmittels zu hemmen.

Bewohner, die noch einigermaßen klar im Kopf sind, werden als aufmüpfig dargestellt und ihre Angehörigen als nervig. Leider wehren sich zu wenige Angehörige und lassen sich tatsächlich täuschen oder beugen sich den Drohungen der Heimleitung. dem Bewohner den Heimvertrag zu kündigen. Es sind ganz wenige Heime, in denen es ordentlich zugeht. Der ganze Rest sind »Orte des Verbrechens«.

Das sind also Aussagen nach 35 Berufsjahren in der Pflege. Anderen ergeht es nicht anders: *»Missstände gibt es seit Jahrzehnten in Altenheimen in ganz Deutschland. Meine Mutter war in der Nachtschicht vor 30 Jahren bereits jeweils für 40–60 Pflegefälle zuständig. Die müssten morgens vor dem Frühstück alle trockengelegt werden, wie soll das gehen? Es geht in der Altenpflege eigentlich nur um Geld. Hier um die Ecke ist ein Altenheim, da würde man kein Tier unterbringen wollen. Entsetzlich. Eigentlich müssten sämtliche Pflegekräfte streiken, stattdessen wollen diese oftmals »alles schaffen« und »noch mehr leisten«. Aus Gutmütigkeit heraus unterstützen diese Pflegekräfte daher leider Gottes ein vollkommen unmenschliches System. Ich selber arbeite für einen mobilen Pflegedienst. Ich glaube, in einem Heim hier in meiner direkten Umgebung könnte ich nicht arbeiten, daran würde ich zugrunde gehen.«*

Ich habe viele solche Zuschriften erhalten, aus dem ganzen Bundesgebiet, und jedes einzelne dieser Bewohnerschicksale ist eines zu viel. Deshalb meine dringende Bitte: Wo auch immer solche Zustände herrschen, bitte tragen Sie sie nicht mehr stillschweigend und resignierend mit! Kommentieren Sie nicht anonym in sozialen Medien, wie viel Elend Sie bereits gesehen haben, warum Sie deshalb nur noch in Teilzeit arbeiten oder warum Sie wegen den unhaltbaren Arbeitsbedingungen den Pflegeberuf bereits aufgegeben haben!

Ich erhalte viele, unter Pseudonym geschriebene Aufforderungen, doch mal in diesem oder jenem Heim nachzuschauen, Journalisten hinzuschicken, die die vorhandenen Missstände dann aufdecken sollen. Das berichtete mir auch Claus Fussek in unseren Gesprächen. Er sprach auch davon, dass unseren Kolleg*innen einfach der Mut fehlt, die Anonymität aufzugeben.

Würden viele Kolleg*innen ihr Schweigen und/oder ihre Anonymität verlassen, könnten wir diese Mär der »bedauerlichen Einzelfälle« endlich auf professionelle Art und Weise beenden. Das bedeutet auch, nicht nur für uns selbst, sondern auch für unsere Gesellschaft ein Umdenken voranzutreiben.

Sie als Pflegende haben unhaltbare Zustände an erster Stelle zu Lasten der Bewohner*innen erlebt und sind unhaltbaren Arbeitsbedingungen mit kontinuierlichen Überlastungssituationen ausgesetzt – Handeln Sie! Sie haben mehr Handlungsmöglichkeiten, als Ihnen vielleicht bewusst ist. Ab Kapitel 2 werde ich Ihnen gezielte Hinweise geben, was Sie bereits jetzt und sofort tun können.

Das sind wir nicht nur uns selbst, sondern vor allem den uns anvertrauten Pflegebedürftigen schuldig! Denn es geht doch auch anders: Eine junge Bewohnerin eines Demenzdorfes in Dax in Frankreich[16] hat es treffend vorgetragen: *»Macht aus diesem schönen Tag etwas, dass man unmöglich vergessen kann.«*

---

[16] Weltspiegel 21.6.21 »Alzheimer-Dorf in Dax- ein vielversprechendes Pilotprojekt« https://youtu.be/g5lIdCuNgH8

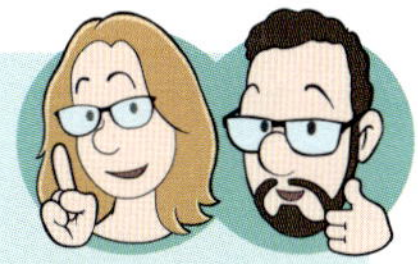

Unser Tipp

»Mitgefühl – Pflege neu denken« ist mein Tipp für Sie, wenn Sie sich wieder mal fragen, ob es nicht auch anders geht. Der Film zeigt eindringlich, wie die dänische Krankenschwester May Bjerre Eiby arbeitet. Lassen Sie sich davon doch mal inspirieren. Den Trailer gibt es hier: https://youtu.be/PFZTV8PRhrQ

Dieser Film macht Hoffnung: Bewohner*innen haben Teil an ihrer Alltagsgestaltung. Ihre individuellen Bedürfnisse, die Wahrung ihrer Würde und ihre Lebensqualität am Ende ihres Lebens verweben sich zu einem würdigen Leben. Ebenso beeindruckend ist die Wertschätzung der pflegefachlichen Expertise. Die dänischen Pflegekräfte führen ihren Dialog mit den behandelnden Ärzt*innen auf Augenhöhe.

Ermutigend für uns alle sollte sein, dass May Bjerre Eiby durchaus Hürden überwinden musste. Sie hat aber nicht aufgegeben, sondern für ihr Anliegen getrommelt und sich schließlich durchgesetzt.

Im Film sitzen die Bewohner*innen des Heimes mit den Pflegekräften an einem Sommerabend am Lagerfeuer. Der Ausdruck in ihren Augen, ob Pflegekräfte oder Bewohner*innen, bleibt einem als Zuschauer sehr lange in Erinnerung.

Lohnt es sich nicht, dafür zu kämpfen? Es kann und wird sich lohnen – das müssen Sie sich täglich vor Augen führen.

Bevor wir uns wieder einigen deutschen Realitäten stellen, noch ein Hinweis, den ich nicht ganz ohne Schmunzeln an Sie weitergeben möchte.

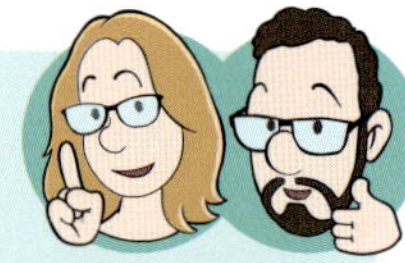

Unser Tipp

Bei meinen Recherchen stieß ich auf ein »Ministerium für Mitgefühl« (www.ministerium-fuer-mitgefuehl.net). Dahinter steht eine Gruppe von Theater-Autor*innen und Künstler*innen, die »Widerstand gegen soziale Kälte« leisten wollen. Sie können diesen engagierten Menschen schreiben. Jede sinnvolle Aktion kann uns unserem Ziel näher bringen.

Tatsächlich stehen wir an einem Scheideweg in Bezug auf die zukünftige Versorgung der Pflegebedürftigen im Bereich Alten-/Pflegeheime und natürlich auch in Bezug auf unsere Berufszufriedenheit, wenn wir uns gemeinsam aus dem Misstands-Dschungel entfernen wollen und selbst für eine Verbesserung der Arbeitsbedingungen kämpfen. Es reicht nicht aus, den »Schuldigen« ausschließlich im Personalnotstand und dessen Konsequenzen zu suchen.

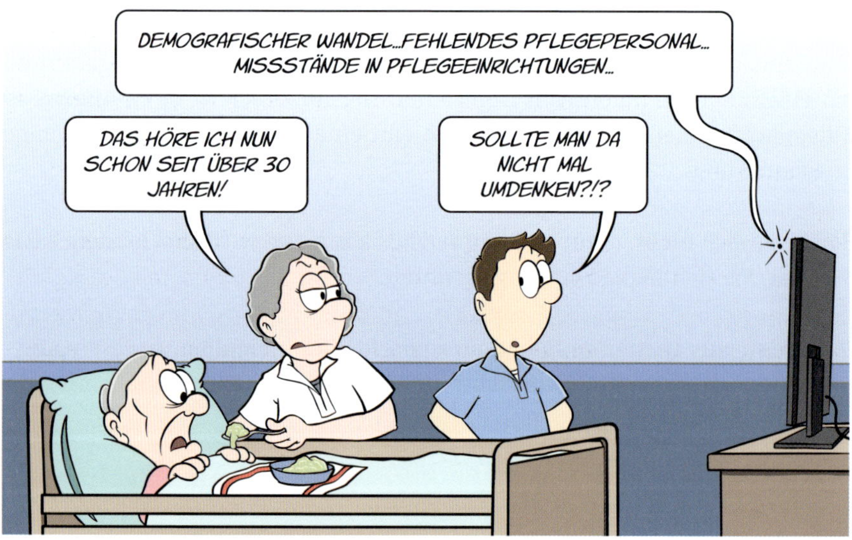
DEMOGRAFISCHER WANDEL...FEHLENDES PFLEGEPERSONAL... MISSSTÄNDE IN PFLEGEEINRICHTUNGEN...
DAS HÖRE ICH NUN SCHON SEIT ÜBER 30 JAHREN!
SOLLTE MAN DA NICHT MAL UMDENKEN?!?

1.5 Der Skill Mix und die kniffelige Frage der Personalbemessung

PeBeM und der dahinterstehende Skill Mix sollen die Lösung für den Personalnotstand in der Altenpflege werden. Beim neuen Personalbemessungsverfahren geht es um sog. Personalanhaltswerte. *»Die Personalanhaltswerte beschreiben, wie viel Personal mit welcher Qualifikation für die Versorgung der Pflegebedürftigen in den einzelnen Pflegegraden verhandelt werden kann. Damit besteht für Pflegeeinrichtungen die Möglichkeit, aber nicht die Verpflichtung, insgesamt deutlich mehr Personal zu vereinbaren – bis zur Höhe der Personalanhaltswerte, in bestimmten Fällen auch darüber hinaus.«*[17]

Personalnotstand und interessante und keinesfalls immer positive »Sonderfälle« zur Erfüllung der 50 % Fachkräfte haben die letzten Jahrzehnte die Dienstplangestaltung beherrscht. Hat es funktioniert? Ich würde mich freuen, wenn Sie diese Frage mit »Ja« beantworten können.

Aber es bleiben Fragen in der vollstationären Versorgung:

- Wie viel Fachkräfte braucht eine stationäre Einrichtung für die Sicherstellung einer »guten pflegerischen Versorgung«?
- Wie definieren Sie eine »gute« pflegerische Versorgung, wenn die heimrechtlichen Vorgaben bisher doch eine »angemessene« Pflege[18] gefordert haben? (Ich finde »angemessen« eine schwammige Aussage, insbesondere in Verbindung mit den u. a. geforderten Aspekten in den Heimgesetzen nach einer menschenwürdigen Versorgung unter Achtung und Wahrung der Würde .)

Beide Fragen lassen sich nicht pauschal beantworten. Handelt es sich um dominierende Wohnbereiche mit vielen Bewohner*innen mit wenig Behandlungspflege (wie z. B. komplexen Wundversorgungen und komplexeren Medikationsgaben)? Sind es Wohnbereiche mit vielen Schwerstpflegebe-

[17] https://pflegenetzwerk-deutschland.de/faq-das-neue-personalbemessungsverfahren-in-der-langzeitpflege

[18] Z. B.: https://www.biva.de/dokumente/gesetze/BY-Pflege-und-Wohnqualit%C3%A4tsgesetz-PfleWoqG.pdf, Art. 3 (4)

dürftigen mit hohem Pflegebedarf und zeitintensiven behandlungspflegerischen Maßnahmen? Natürlich existieren bei diesen zwei Varianten unterschiedliche Notwendigkeiten für den Einsatz von Pflegefachkräften.

Kann somit die Personalbemessung als Chance gesehen werden, dem Personalnotstand entgegenzuwirken und ein weiteres »Heimsterben« zu verhindern? Möglicherweise – und ein »Aber« muss folgen: Es ist nur eine Maßnahme von vielen, weitere müssen folgen!

Wenn wir genauer hinschauen, geht es doch eher um die Frage der Verbesserung der aktuellen Arbeitsbedingungen. Aus »Fachkraftperspektive« gesprochen: um das Ermöglichen einer Fokussierung auf Aufgaben, die einer Pflegefachkraft obliegen, und der sinnvollen Verteilung delegierbarer Tätigkeiten.

Sie haben in Ihren Altenpflegeheimen ja längst eine Mischung unterschiedlicher Qualifikationsniveaus. Die Frage ist nur, ob Sie sie schon genug nutzen. Welche Optimierungen könnten Sie selbst beeinflussen?

Der GKV-Spitzenverband und die Vereinigungen der Träger der Pflegeeinrichtungen auf Bundesebene gaben am 22. Februar 2023 eine gemeinsame Empfehlung bezogen auf die Einführung der Personalbemessung heraus: *»Die erfolgreiche praktische Umsetzung des neuen Personalbemessungsverfahrens wird mehr erfordern als die Vereinbarung einer Bundesempfehlung und die Anpassung der Rahmenverträge auf Landesebene. Nur mit einer parallelen Analyse der Umsetzungshindernisse und den beschriebenen flankierenden Maßnahmen auf Bundes- und Landesebenen besteht eine realistische Perspektive, auch tatsächlich die angestrebte Personalmenge mit dem entsprechenden Qualifikationsmix in der Fläche spürbar zu erreichen.*

Nach der aktuellen Rechtslage ist ein Einstieg in die neue qualifikationsbezogene Systematik aber erst dann möglich, wenn Hilfskraftpersonal mit landesrechtlich geregelter Helfer- oder Assistenzausbildung in der Pflege mit einer Ausbildungsdauer von mindestens einem Jahr dem Arbeitsmarkt in ausreichender Anzahl zur Verfügung steht.

Selbst wenn die o. g. Maßnahmen ergriffen werden, um dieses Ziel zu erreichen, wird dies mehrere Jahre in Anspruch nehmen. Es obliegt dem Gesetzgeber zu entscheiden, ob eine zeitlich unbestimmte Verzögerung bei der Umsetzung der qualifikationsbezogenen Vorgaben des § 113c SGB XI tragbar ist. Andernfalls wäre eine gesetzliche Änderung im Hinblick auf den Umgang mit dem Hilfskraftpersonal mit landesrechtlich geregelter Helfer- oder Assistenzausbildung erforderlich.«[19]

Es ist einerlei, ob Verbände fordern, die Erprobungsphase dieser Personalbemessung zu verlängern oder das Monitoring auszubauen. Es ist einerlei, ob man die weitere Absenkung der Fachkraftquote beklagt oder befürwortet. Sie müssen sich diesen Realitäten stellen und fragen: »Wie machen wir etwas bestmöglich Gutes daraus?« Es wird keine Patentlösung geben. Ihre Mitarbeit und Mitgestaltung wird den Unterschied machen!

1.5.1 Deutschlands Pflege im europäischen Vergleich

Niemand wird wohl ernsthaft glauben, dass die Mischung der Qualifikationsniveaus den Personalmangel beseitigen. Es waren eben nicht Pflegende, die dieses Konstrukt geschaffen haben. Doch besonders laut oder deutlich haben sie auch nicht protestiert. Meines Wissens hat auch niemand aus den Kreisen der Pflege adäquate neue Ideen präsentiert. Was die Frage aufwirft: Wo stehen wir eigentlich im europäischen Vergleich? Was machen die anderen Nationen anders?

Professor Michael Ewers, Direktor des Instituts für Gesundheits- und Pflegewissenschaft der Charité, Universitätsmedizin Berlin, machte es im Januar 2019 mit der Veröffentlichung der PinaL Studie im Auftrag der Münch-Stiftung sehr deutlich. Deutschland ist mit einem Akademisierungsgrad von 1–2 % Schlusslicht bei der Pflege. Die Niederlande liegen im dualen Modus (Pflege-Hochschulstudium oder Pflegefachkraftausbildung)

---

[19] https://www.gkv-spitzenverband.de/media/dokumente/pflegeversicherung/richtlinien__vereinbarungen__formulare/rahmenvertraege__richlinien_und_bundesempfehlungen/2023_02_22_Empfehlungen_nach_113c_Abs_4_SGB_XI.pdf

schon bei einer Akademisierungsrate von 45 %. 100 % sind es in Großbritannien und Schweden. Natürlich gibt es auch dort Assistenz- und Hilfskraftberufe. Doch die Fachkräfte anderer Nationen übernehmen oft Tätigkeiten, die hierzulande noch im ärztlichen Tätigkeitsfeld liegen und arbeiten mit mehr Eigenverantwortung. Das ist eine echte Chance, um etwa innovative Versorgungskonzepte schneller zu integrieren und die Profession der Pflege zu stärken, fanden die Autoren der Studie[20].

Erste Ansätze sind sogar in Deutschland da: Mit dem Pflegestudiumsstärkungsgesetz wurde im Oktober 2023 beschlossen, u. a. die Ausübung von Heilkunde durch hochschulisch qualifiziertes Pflegepersonal zu gestatten. Der Deutsche Pflegerat zögert nicht lange und forderte diese Kompetenzerweiterung auch für Pflegefachpersonen.[21]

Ich möchte Ihnen in diesem Kapitel keine komplexen Berechnungsgrundlagen zu der neuen Personaleinsatzplanung präsentieren. Jutta König und Karla Kämmer haben ein sehr gutes und praxisnahes Buch geschrieben. Sie machen allerdings sehr deutlich, dass ein »Umdenken« nötig ist: *»Personal zu bemessen bedeutet nicht nur Rechnen und Formeln anwenden, sondern ganz viel Neujustierung in Haltung, Köpfen und Herzen. Es ist in jeder Hinsicht Zeit für den Umbruch – weg von der im Vordergrund stehenden Versorgung hin zu Orten des prallen Lebens, wo Pflegebedürftige Sinn und Lebendigkeit erfahren, selbstbestimmt sein können und sich nicht dem System der Routinen unterzuordnen haben. Das ist eine Chance für Ihre Mitarbeitenden! Sie werden mit mehr Arbeitszufriedenheit aus diesem Veränderungsprozess hervorgehen: stolz, gut vernetzt in den Teams und auf Augenhöhe.«*[22]

Vielleicht ist hier mit diesen Neuordnungen eine nachhaltige und realistische Chance, eine bessere Pflege möglich zu machen. Gehen wir dazu etwas »in die Tiefe« (▶ Abb. 3).

---

20 Lehmann Y, Schaepe C, Wulff I et al. (2019): Stiftung Münch (2019): Pflege in anderen Ländern: Vom Ausland lernen? Medhochzwei, Heidelberg

21 https://www.bibliomed-pflege.de/news/rufe-nach-bundesweitem-heilberufegesetz

22 Kämmer K, König J (2024): Gestalten Sie die Zukunft mit der PeBeM. Schlütersche, Hannover, S. 9

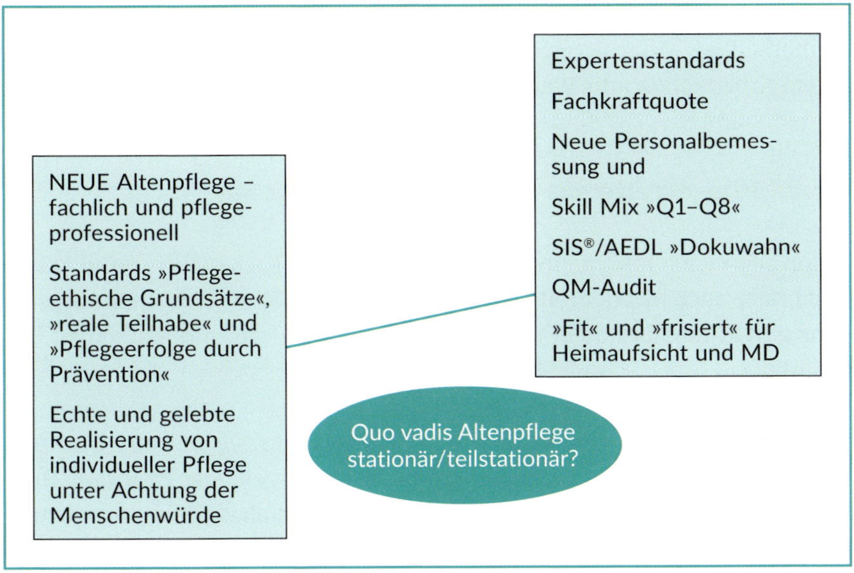

Abb. 3: Ist es möglich, unter den aktuellen Bedingungen die Punkte auf der linken Seite zu erfüllen? Wenn Sie über viele Jahre Berufserfahrung verfügen, war es früher besser und wenn ja, warum? Wo müssen und wo können Sie etwas ändern?

Aus meiner Sicht sind alle Aspekte der linken Seite essenziell und im Übrigen auch im Heimgesetz teilweise verankert. Darauf werde ich im weiteren Verlauf (▸ Kap. 3.1) noch eingehen.

Für alle weiteren Impulse möchte ich einen wichtigen Leitsatz vorausschicken: Eine adäquate gute Pflege in der vollstationären Versorgung lässt sich aus meiner Sicht daran messen, wie sehr Pflegekräfte den individuellen Bedürfnissen der Bewohner*innen in allen Bereichen gerecht werden, wie viel gelebte Teilhabe sie jedem ermöglichen, wie sehr es in der Einrichtung »menschelt«, wie viel »Aktivierung und Prävention« den Zustand der Bewohner*innen vielleicht sogar seit der Aufnahme verbessert hat.

Das nenne ich »Individualitätsindex Bewohner«, gepaart mit dem »Zufriedenheitsindex Mitarbeiter« der Einrichtung. Halten sich diese Punkte an Ihrem Arbeitsplatz »die Waage«, sind Sie im Gleichgewicht?

1.5.2 Pflegekräfte aus dem Ausland integrieren

Schon seit vielen Jahren sind wir in der Pflege auf Fach-, Hilfs- und Assistenzkräfte auch aus dem Ausland angewiesen. Es lohnt sich, hier nochmal ganz genau hinzuschauen und ganz konkret Chancen und Risiken zu beleuchten.

Was passiert, wenn wir ausländische Pflegefachkräfte bei uns im »Anerkennungsverfahren« als »Hilfskraft« beschäftigen, die in ihrem Herkunftsland deutlich besser und prozentual höher akademisiert, teilweise fünfjährig ausgebildet sind? Haben Sie sich je die Frage gestellt, was diese Kolleg*innen abseits der teilweise ausgeprägten sprachlichen Hürde über unseren Pflegealltag denken? Was passiert, wenn Sie den Fokus auf die Beseitigung der Sprachhindernisse legen und nicht auf eine angeblich fehlende Fachlichkeit?

Wenn die Bundesregierung die Einreisebedingungen für Pflegekräfte aus Drittländern (in der EU gibt es ja kaum noch etwas zu »rekrutieren«) vereinfacht, dann können Sie das doch auch Ihrer Einrichtung, Ihrem Wohnbereich, planen. Jeder von Ihnen kennt Geschichten zu den B 2-Qualifikationsniveaus der ausländischen Kolleg*innen:

- Wie effektiv ist das in der pflegerischen Praxis?
- Wie oft hat das schon zu Konflikten innerhalb des Teams oder mit den Bewohner*innen geführt?

Das können Sie aktiv beeinflussen und für die Kolleg*innen vereinfachen:

- Setzen Sie sich im Team zusammen, egal ob Praxisanleiter*innen, QM-Beauftragte, Wohnbereichsleitungen, Pflegedienstleitungen.
- Erstellen Sie eine individualisierte Mappe für Ihren Wohnbereich, nicht mehr einfach nur die Willkommensmappe für neue Mitarbeiter*innen.
- Wenn Sie einen Text und ein auf Ihre Einrichtung abgestimmtes »Wording« formuliert haben und niemand in Ihrer Einrichtung die Sprache der neuen Kolleg*innen spricht, verwenden Sie zur Übersetzung beispielsweise den Google- oder Deepl-Translator.
- Welche dialekt-spezifischen Begrifflichkeiten verwenden Sie oder Ihre Bewohner*innen? Helfen Sie den neuen Kolleg*innen, dies zu verstehen.

Die neuen Kolleg*innen sind schon eine Weile bei Ihnen:

- Wie viel Zeit haben Sie sich genommen, sie nach den von ihnen erlebten Unterschieden zu fragen?
- Wie viel Zeit haben Sie sich genommen, um sie nach Verbesserungsvorschläge zu fragen
- Welche »Willkommenskultur« gibt es auf Ihrem Wohnbereich?

Hier gibt es doch jede Menge neuer Ideen für den Qualifikationsmix, für die Entlastung der Fachkräfte, damit sie sich genau mit diesen Themen beschäftigen können. Nutzen Sie diese Ressourcen schon? Was brauchen Sie, damit Sie es nutzen können? Pflegedienstleitungen und Heimleitungen sollten ihren Wohnbereichsleitungen hier entsprechende Freiräume für die praktische Umsetzung ermöglichen!

Unser Tipp

Wenn Ihre Einrichtung ein hervorragendes Integrationskonzept praktiziert, dann teilen Sie es mit der Pflegewelt und helfen Sie mit Ihrer Expertise dort, wo es noch nicht rund läuft.

1.5.3 Ein Blick in die Politik

Bei der Verbesserung des bayerischen Heimgesetzes war ich im März 2023 in den bayerischen Landtag geladen. Bei der Anhörung der Expertenkommission, der ich angehören durfte, wurde es mir einmal mehr deutlich, wie sehr sich die Pflegerealität von den Aussagen der verschiedenen Interessengruppen unterscheidet. Da werden u. a. Fragestellungen diskutiert, ob das Wort »Bewohner*in« eine Diskriminierung darstellt, oder ob wir künftig noch ein Gesetz für das Recht auf Teilhabe für alle Bürger*innen mit Pflegebedarf benötigen. Wenn wir dies dann so konsequent umsetzen, wie wir die landesrechtlichen Interpretationen der Heimgesetze in der jetzigen Realität erleben, dann darf und muss man das durchaus mehr als kritisch betrachten.

Brauchen wir künftig einen Diversitätsbeauftragten und/oder einen Beauftragten für transkulturelle Pflege in den Einrichtungen? Oder gar eine feste APN (Advanced Practice Nurse), hoffentlich mit Schwerpunkt Geriatrie, für jede stationäre Einrichtung? Bestimmt sind das gute und wichtige Ideen. Aber wir haben derzeit noch viel größere Baustellen für die Realisierung einer guten Versorgung.

Achtung, Ironie: Im bayerischen Landtag freute man sich darüber, wie reibungslos das Beschwerdemanagement in den stationären Einrichtungen bereits funktioniert. Man war glücklich darüber, wie viel die Politik bereits auf den Weg gebracht habe. »Natürlich« sind Missstände »bedauerliche und sehr traurige Einzelfälle«. Selbstverständlich, so fand man im Landtag, sei noch das ein oder andere zu tun, aber auf jeden Fall müsse das Misstrauen in die besonders guten und zahlreichen Einrichtungen – ob privat oder nicht – gesenkt werden. Die bösen Kontrollen würden nur Mitarbeiter verunsichern oder gar »verscheuchen« – es laufe ja doch alles ganz gut. Ironie aus.

Von der Not der Pflegebedürftigen, der immer stärker zunehmenden »Sozialfalle Pflegebedürftigkeit«, der »Armut durch Pflege« und der Missachtung von Grundrechten von Menschen mit Pflegebedarf habe ich zu wenig, oft tatsächlich gar nichts gehört. Zumindest nicht offiziell, lieber nach den

Anhörungen hinter vorgehaltener Hand. Das kam dann von Politikern, die die wahren Zustände bereits lange kennen, oftmals durch eigene schmerzliche Erfahrungen mit ihren Angehörigen.

Ich hörte nichts davon, warum Sie als Pflege(fach)kräfte unabhängig von Ihrem neu definierten Qualifkationsniveau und der neuen Fachkraftquote nur so selten eine mehr als nur ausreichende Pflegequalität darstellen können. Pflege soll ja »nur« angemessen sein – eine unpräzise und schwammige Aussage in Deutschland, das sich u. a. einer sozialen Ausprägung und einem hohen medizinischen Versorgungsstandard schmückt. Besonders in der Altenpflege fällt es schwer, eine »angemessene« Pflege zu definieren.

Ganz sicher habe ich aber gehört, wie gerne man den Kontrollen durch die Heimaufsicht noch mehr Beratungs- und Unterstützungsaufträge für die Einrichtungen (nicht aber etwa für die Bewohner!) geben möchte. Keinesfalls jedoch unangemeldete Überprüfungen, es läuft ja schließlich vieles schon so prima!

Denken Sie darüber nach, was das für eine Katastrophe für die Bewohner*innen ist. Sollten sie doch eigentlich als vulnerable Gruppen durch die staatlichen Kontrollfunktionen der Heimgesetze und Heimaufsichten geschützt sein. Das hohe Rechtsgut der körperlichen Unversehrtheit sollte bei jedem Einzelnen gewahrt werden. Wie »gut« das funktioniert, habe ich in Schliersee und auch in anderen Einrichtungen eindrucksvoll sehen können.

Angesichts des Schliersee-Skandal und vielen weiteren, von mir selbst erlebten Missständen und den Erfahrungsberichten von Kolleg*innen kann ich nur sagen, dass politische Absicht und Realität derart weit auseinanderklaffen, dass es nur schwer zu ertragen ist.

Genau auch aus diesem Grund müssen wir anders und neu aktiver werden, als je in unserer deutschen Pflegegeschichte zuvor! Steigen wir doch in die Realität nach Juli 2023 mit der Einführung der Personalbemessung und den schönen Begriffen »Case Mix und Care Mix« ein. Kennen Sie schon die lange Liste der Qualifikationsstufen 1–8?

Eine Art Wunschkonzert: die Konzertierte Aktion Pflege (KAP)

»Mehr Auszubildende, bundeseinheitliche Personalbemessung, eine höhere (tarifliche) Entlohnung, bessere Arbeits- und Ausbildungsbedingungen in der Pflege sind die zentralen Ziele der Bundesregierung im Rahmen der Konzertierten Aktion Pflege (KAP).«[23] Im Juli 2018 startete die Implementierung der »KAP – Konzertierte Aktion Pflege«. Fünf große Arbeitsgruppen nahmen ihre Arbeit im Bereich Ausbildung und Qualifizierung, Personalmanagement, Arbeitsschutz und Gesundheitsförderung, innovative Versorgungsansätze und Digitalisierung, Pflegekräfte aus dem Ausland und Entlohnungsbedingungen in der Pflege auf.

Beim Blick auf die Ergebnisse dürfen wir seitdem mit strahlenden Augen die Pressemitteilungen der Bundesregierung verfolgen, deren Tenor lautet »irgendwie überall mehr«: mehr Personal, Geld, Ausbildung, Verantwortung und Digitales.

Es war der damalige Bundesarbeitsminister Hubertus Heil, der im Juni 2019 zur KAP sagte: *»Pflegekräfte verdienen Anerkennung und eine gute Bezahlung. Unser Ziel sind bessere Gehälter über Mindestlöhne, sowohl für Hilfs- als auch für Fachkräfte, und gleiche Bezahlung in Ost und West. Die rechtlichen Grundlagen sollen noch vor der Sommerpause von der Bundesregierung beschlossen werden. Dann ist die Pflegebranche am Zug: Sie muss entscheiden, ob sie für bessere Löhne einen flächendeckenden Tarifvertrag abschließen kann, oder Mindestentgelte – wie bisher – über die Pflegekommission festgelegt werden soll.«*[24]

Gerne hätte ich hier ergänzt, dass es auch die Pflegebranche ist, die sich aktiver für die Attraktivität unseres Berufes und der Nachwuchsgewinnung einsetzen muss. Ein Häkchen machen wir gerne an die »bessere Bezahlung«, nachdem auch im Dezember 2023 die tariflichen Löhne wieder gestiegen sind. Ebenso gibt es auch konkrete Empfehlungen für Pflegekräfte, was sie tun können, wenn sie eben nicht nach Tarifvertrag bezahlt werden.

---

[23] https://www.bundesgesundheitsministerium.de/konzertierte-aktion-pflege

[24] https://www.bmfsfj.de/bmfsfj/aktuelles/alle-meldungen/situation-der-pflegekraefte-in-deutschland-spuerbar-verbessern-136434

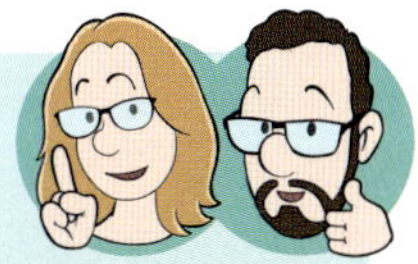

Unser Tipp

Ich empfehle Ihnen hier einen Blick auf https://pflegenetzwerk-deutschland.de/entlohnung-nach-tarif-in-der-langzeitpflege. Überlegen Sie sich, ob eine Registrierung hier für Sie der Start in eine Vernetzung sein könnte.
Prüfen Sie, ob Sie den Kanal für Ihre echten Erfahrungen nutzen wollen, damit sich z. B. Expertenkommissionen, sofern sie auf Bundes- oder Landesebene zum Thema Pflege gehört werden, der tatsächlichen Ist-Zustände annehmen können! Kurzum:
Mehr Wahrheiten und Realitäten und das Ganze eben nicht in Randgesprächen, sondern klar und präzise. Teilen Sie sich mit!
Das wäre ein Anfang!

Nach den Pflegestärkungsgesetzen PSG I (2015), PSG II (2016) und PSG III (2017) wurde schon im Dezember 2015 vor dem Start des PSG II ein Erprobungs- und Entwicklungsauftrag für eine einheitliche Personalbemessung in der Pflege im Sozialgesetzbuch XI – Soziale Pflegeversicherung – aufgenommen. Den Zuschlag erhielt bei europaweiter Ausschreibung Prof. Dr. Rothgang mit seinem Forscherteam an der Universität Bremen.

Die Ergebnisse seiner wissenschaftlichen Erhebung zeigten den Mehrbedarf an Personal. Laut Rothgang aber vorwiegend für Assistenzkräfte (bundesdurchschnittlicher Mehrbedarf bei 69 %), während das »Mehr« an Fachkräften nur mit 3,5 % Steigerung beschrieben wurde.

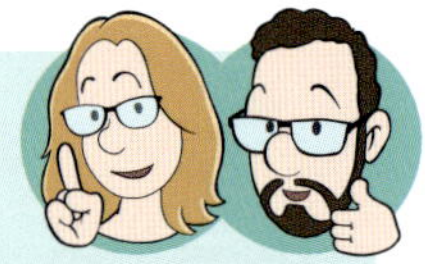

Unser Tipp

Wenn Sie Interesse an dieser Studie zur Personalbemessung haben: https://www.gs-qsa-pflege.de/wp-content/uploads/2020/09/Abschlussbericht_PeBeM.pdf

Die Realität: Heimsterben und steigende Eigenbeteiligungen

Es gibt zu wenig Personal für immer mehr Pflegebedürftige. Das kennen wir schon, aber die Dramatik der Situation spitzt sich zu. Nach den harten Jahren der Pandemie kam die Inflation, vollstationäre Einrichtungen schließen in teilweise oder sogar vollständig. Die Presse[25] berichtet zunehmend vom »Heimsterben«, teilweise aus wirtschaftlicher oder personeller Schieflage. Allein in den ersten drei Monaten 2023 wurden 200 Insolvenzen und Schließungen angemeldet[26].

Heimplätze werden knapper und immer teurer. Wer soll das noch bezahlen können, wenn die durchschnittliche Zuzahlung nach Abzug der »Teilkasko«-Leistung der Pflegeversicherung im bundesweiten Durchschnitt im Jahr 2023 bei monatlichen 2.610 € im ersten Jahr liegen?[27]

Die Politik schuf seit 2021 bis zu 20.000 zusätzliche Stellen, die die Pflegeversicherung nicht finanziell belasteten, spendierte Finanzspritzen für die Pflegeversicherung und schafft die ein- oder andere Verbesserung, die natürlich die Pflegebedürftigen und deren Angehörige entlasteten und auch unseren Berufsstand (v. a. in Bezug auf die Bezahlung). Ausreichend allerdings, so merkt man es deutlich nicht nur bei den Pflegebedürftigen und der steigenden Armutsfalle, war es bislang nicht. Viele Reförmchen statt wirklicher Reformen.

---

25 Z. B. https://www.altenheim.net/agvp-in-deutschland-droht-ein-heimsterben/

26 https://www.rechtsdepesche.de/arbeitgeberverband-heimsterben/

27 https://www.pflegeversicherung-tarif.de/durchschnittliche-pflegekosten

Die Zukunft: PeBeM und Skill Mix

Auch der Skill Mix ist in der Frage »Wen und was brauchen wir für die Sicherstellung einer pflegefachlich professionellen Altenpflege?« ergebnisoffen. Alle Tätigkeitsauflistungen in den Qualifikationsebenen (gepaart mit komplexen Algorithmen aus der Rothgang-Studie) präsentieren ein Ergebnis, wie die künftige Skill Mix-Pflege mit noch weniger Fachkräften als der bereits ständig unterwanderten 50 %-Fachkraftquote funktioniert.

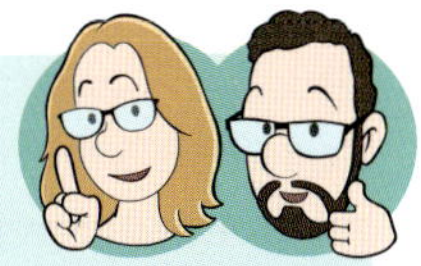

Unser Tipp

Empfehlens- und sehr lesenswert ist ein kritischer Kommentar zum Einsatz der Personalbemessung von Prof. Dr. Wolfram Schottler, Prof. Dr. Martina Hasseler und Annemarie Fajardo vom 27. Februar 2023, zu finden auf der Homepage der IGBP – Interdisziplinäre Gesellschaft für Bildung in der Pflege: https://www.igb-pflege.de/aktuelle-igbp-agenda/pflegepersonalbemessung/.

Die Autoren sprechen bei der Personalbemessung von einem »dysfunktionalen Regelungsflickwerk«: *»Das Gesetz lässt für die Umsetzung noch bis 2025 Zeit. Einrichtungen sollen sich darauf einstellen und Ausbildungsinstitute den Bedarf decken. Aber die entscheidenden Vorarbeiten, wie Bildungskonzepte, differenzierte Tätigkeitsprofile, Stellenbeschreibungen und eine klare Abgrenzung der Qualifikationsstufen zu definieren, wurden vergessen bzw. sträflich vernachlässigt.«*[28]

[28] https://www.igb-pflege.de/aktuelle-igbp-agenda/pflegepersonalbemessung/

1.6 Fazit: Lassen Sie nicht länger andere entscheiden

Bezogen auf Stellenbeschreibungen und Tätigkeitsprofile sind in erster Linie nun Sie, die Pflegefachkräfte selbst, gefragt. Denn sicherlich wollen Sie nicht wieder und weiterhin fremdbestimmt werden. Wenn Sie belegen können, unter welchen Bedingungen ein Qualifikations-Mix funktionieren kann, haben Sie selbst wesentlich zu einer Verbesserung Ihrer Arbeitssituation beigetragen. Sie sollen und müssen sogar im Fall des Scheiterns darlegen, warum es nicht funktioniert oder was passieren muss, damit es pflegefachlich vertretbar, für die Bewohner*innen spür- und messbar lebenswert ist.

In der Roadmap zur Einführung des Personalbemessungsverfahrens nannte die Bundesregierung »Ende 2024« als Termin zur Vorlage der Berichte und der Empfehlung eines Algorithmus 2.0. mit aktuellen Zahlen. Sie haben also Zeit, auf der fachlichen Ebene Ihre Sichtweise darzulegen, sich neu auszurichten und sich den Realitäten zu stellen.

Das setzt voraus, dass Sie selbst tätig werden, klar Stellung beziehen und kämpfen statt kündigen! Sonst werden weiterhin fachfremde Interessenvertretungen das »dysfunktionale Regelungsflickwerk« vorantreiben. Dabei bleiben nicht nur Ihre Bewohner*innen auf der Strecke. Es besteht die Gefahr, dass die Diskussion, der Erhalt und die Weiterentwicklung der Pflegeprofession immer stärker den wirtschaftlichen Interessen untergeordnet wird.

Machen Sie mit:

- Denken Sie daran, wie wandlungsfähig unser Berufsstand ist. (Und akzeptieren Sie einfach die Tatsache, dass es die letzten Jahre nicht wirklich rund gelaufen ist. Eine Rückschau ist gar nicht nötig!)
- Akzeptieren Sie, dass Sie angesichts von Pflegenotstand und demografischem Wandel vor hohen Herausforderungen stehen.
- Setzen Sie die Segel anders und lassen Sie sich nichts von »bedauerlichen Einzelfällen« erzählen. Sie träumen von der Schwarzwaldklinik oder Betty's Diagnose? Das ist TV-Klamauk.

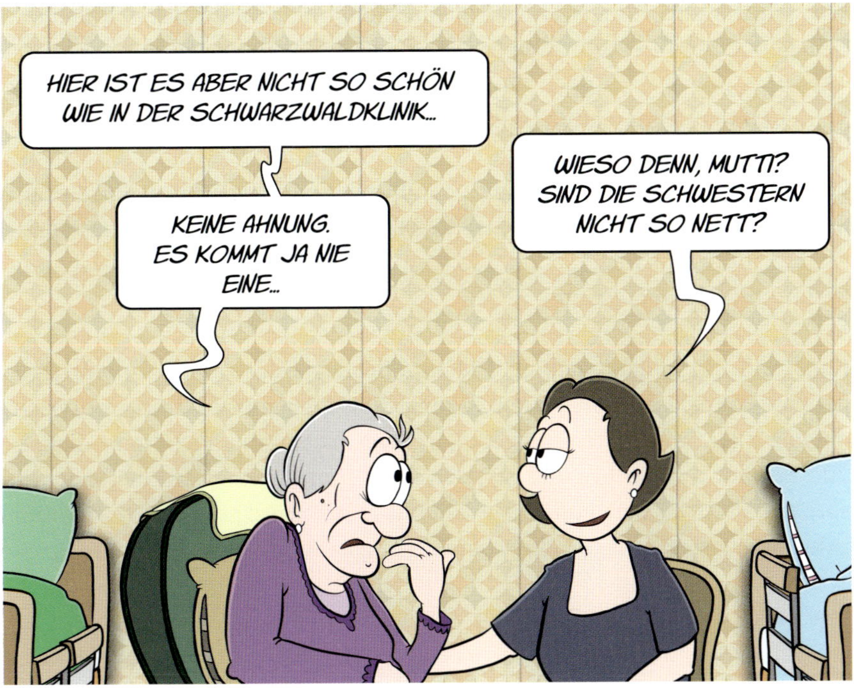
HIER IST ES ABER NICHT SO SCHÖN WIE IN DER SCHWARZWALDKLINIK...
WIESO DENN, MUTTI? SIND DIE SCHWESTERN NICHT SO NETT?
KEINE AHNUNG. ES KOMMT JA NIE EINE...

2 Neue Wege, Impulse und Strukturen für eine realitätsnahe gute Pflege

Wie geht »gute Pflege« mit der Anerkennung von bitteren Realitäten (Pflegenotstand), einem schier unmöglichen »Personalschlüssel« und der Tatsache, dass es uns noch immer nicht gelungen ist, die Marschrichtung »Jeder kann pflegen« anhaltend zu verändern?

Über welche Punkte müssen Sie sich in Ihrem zukünftigen Handeln Gedanken machen? Wo sind die Aspekte, die Sie direkt beeinflussen können und warum sollte dies nicht schon wieder in zeitraubenden Arbeitskreisen und Diskussionsrunden enden?

Kurz und knapp gesprochen: Die Ihnen anvertrauten Pflegebedürftigen haben ein Recht auf eine menschenwürdige Pflege. Das ist und bleibt das oberste Ziel! Geht es den Pflegebedürftigen besser und hört die unsägliche und zu häufig schlechte und faktisch nicht funktionierende Fließbandversorgung »sauber, satt und trocken« endlich auf, wird es auch unserem Berufsstand besser gehen. Diese Überzeugung habe ich auch weiterhin!

Die Versuchung ist groß, wieder auf die Politik zu warten. Doch auf der Grundlage des SGB XI und der »Teilkasko« Pflegeversicherung ist keine gute Pflege möglich. Weder jetzt noch in Zukunft. Allen »Mikrolösungen«, allem Hin- und Herschieben von Verantwortlichkeiten in breiter gesellschaftlicher- und politischer Manier zum Trotz.

Es geht um Sie, Ihr Team, Ihre Pflegedienstleitung, Ihre Heimleitung, Ihre Loyalität zu Ihrem Arbeitgeber. Es geht um Ihre pflegefachliche und pflegeethische Verantwortung gegenüber den Ihnen anvertrauten Bewohner*innen!

Die gute Nachricht: Wenn Sie bereit sind, wirklich drastisch anders und »neu« zu denken, kann sich eine Verbesserung einstellen, von der alle Beteiligten profitieren könnten.

Seien Sie offen für Veränderungen und Kompromisse, die sich am »Hier und Jetzt« orientieren. Das erfordert eine Menge Ehrlichkeit, die Anerkennung einiger unbequemer Wahrheiten und eine große Portion Handlungsbereitschaft. Bevor wir in ein Fallbeispiel einsteigen, möchte ich bei einigen grundsätzlichen Punkten ansetzen. Stellen Sie sich bildlich eine Kiste mit Bausteinen vor, mit der Sie eine stabile Grundlage für die »Neuausrichtung« schaffen können.

2.1 Ihre Kommunikation muss stimmen

Wann hatten Sie Ihre letzte Kommunikationsfortbildung? Wann vielleicht sogar eine Supervision mit Kommunikations- und Konfliktmanagement, weil es im Team Reibungspunkte und Anfeindungen gegeben hat?

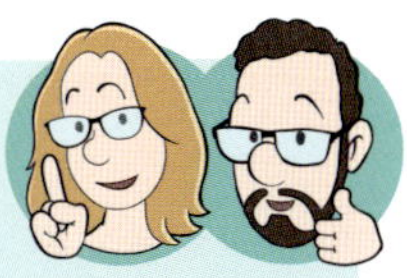

Unser Tipp
Werfen Sie doch noch mal einen Blick auf das 4-Ohren-Modell von Friedemann Schulz von Thun: https://www.schulz-von-thun.de/die-modelle/das-kommunikationsquadrat.

Kennen Sie die Aussage »Man kann nicht nicht kommunizieren«? Das ist eine der fünf Grundregeln der Kommunikation von Paul Watzlawik[29]. Unvergessen ist auch die Watzlawiks zugeschriebene Aussage: *»Wer als Werkzeug nur einen Hammer hat, sieht in jedem Problem einen Nagel.«*

Sie erinnern sich ganz sicher an die täglichen Floskeln: »Das habe ich nicht gewusst!« – »Das hat mir keiner gesagt!« – »Wo steht das?« – »Seit wann ist das so?« – »Das ist mir nicht übergeben worden!« – »Das macht die Kollegin immer so«.

Wir alle wissen eigentlich, dass die Kommunikation in allen Bereichen häufig hakt, auf allen Ebenen. Denken Sie an die Integration ausländischer Pflegekräfte mit den dazugehörigen Sprachbarrieren: Wie oft haben Verständnisschwierigkeiten bei Ihnen schon zu einer lückenhaften Weitergabe wichtiger pflegerelevanter Informationen geführt?

Ich möchte mir deshalb Ihre Kommunikationsstrukturen und die Art, wie Sie mit erlebten Defiziten in diesem Bereich umgehen, genauer anschauen. Wir beginnen auf Ihrer individuellen Interaktionsebene, Ihrem Arbeitsbereich, ganz unabhängig von Ihrem Qualifikationsniveau:

- Wie gelingt Ihre schriftliche, verbale und non-verbale Kommunikation mit Kolleg*innen, /Bewohner*innen, Angehörigen, Vorgesetzten?
- Was strahlen Sie bezogen auf Ihre Arbeitseinstellung aus und was empfängt Ihr »Gegenüber«?

Vielleicht sind Sie gerade aus Gründen einer hakenden Kommunikation kurz davor, die Pflege zu verlassen? Das ist keine neue Erkenntnis, aber sie hat weder an Brisanz noch an Wichtigkeit verloren.

---

[29] https://www.paulwatzlawick.de/index.html

Pflege ist lebendig, wandelbar und anpassungsfähig genau durch Ihre Art der Kommunikation.

Pflege ist Teamarbeit! Dafür ist und bleibt eine gute verbale, non-verbale und schriftliche Kommunikation eine wesentliche Grundvoraussetzung.

2

2.2 Ihre Bewältigungstrategien machen den Unterschied

Eine gelingende Pflege definiert sich auch in der kommunikativen Interaktion zwischen Ihnen und Ihrer gesamten Pflegeumgebung. Dabei spielt es keine Rolle, wo und in welchem Umfang diese Pflege stattfindet und wer die Pflege durchführt. Aber es spielt sehr wohl eine Rolle, wie Sie und Ihre Kolleg*innen gestimmt sind. Als Pflegekräfte haben Sie mehr zu bewältigen als andere Arbeitnehmer*innen und manchmal stimmen die Bewältigungsstrategien einfach nicht.

2.2.1 Der Teufelskreis der negativen Bewältigungsstrategien

Emotionaler Rückzug

Manche Kolleg*innen distanzieren sich emotional von den ihnen anvertrauten Bewohner*innen oder grenzen sich unverhältnismäßig stark ab, um sich selbst zu schützen. Sie unterdrücken ihre Emotionen und vermeiden es, emotionale Bindungen einzugehen, um sich vor dem Schmerz eines Verlustes oder kritischen Situationen als Folge des Personalmangels zu schützen.

Dieser emotionale Rückzug behindert aber das Ziel der »besseren« Pflege! Er ist auch Ausdruck einer unausgeglichenen Balance zwischen Nähe und Distanz. So haben die Pflegebedürftigen einen berechtigten Anspruch auf eine »umfassende, bedarfsgerechte Betreuung … […] Andererseits bestimmen gesetzliche Regelungen, ökonomische Kalküle und bürokratische Organisationsstrukturen ... die allgemeinen Rahmenbedingungen, unter denen die pflegerische Leistungserbringung erfolgt.«[30]

Substanzmissbrauch

Der hohe Stresspegel und die emotionale Belastung, die die Pflege mit sich bringt, kann dazu führen, dass Pflegekräfte zu Substanzen wie Alkohol, Medikamente und/oder Drogen greifen, um den Gefühlen zu entkommen oder sie zu betäuben. »In Deutschland greifen laut Statistik (2014) der Paracelsus Universität Salzburg 60 % aller Pflegekräfte zu Medikamenten, die nicht unter das verschreibungspflichtige Suchtmittelgesetz fallen, wie zum Beispiel Beruhigungsmittel.«[31]

Infolge des Substanzmissbrauchs leidet das Urteilsvermögen, die Entscheidungsfähigkeit wird beeinträchtigt. Das gefährdet die Pflegebedürftigen, die Kolleg*innen und letztlich natürlich die Betroffenen selbst.

Vermeiden und Verleugnen

Manchmal vermeiden oder verleugnen Kolleg*innen ihre Gefühle oder die Auswirkungen ihrer Arbeit. In diesem Moment ignorieren sie ihre emotionale Belastung und/oder unterdrücken ihre Emotionen und versuchen, die Konfrontationen mit schwierigen Situationen gänzlich zu vermeiden.

Das entlastet zwar vorübergehend, aber langfristig kennen Sie alle die Ergebnisse, wie z. B. Burnout, mangelnde Empathie, zunehmende Unzufriedenheit, Resignation, Kündigung. Und die Raten steigen stetig an, Burnouts sind keine Einzelfälle. »Pflegekräfte in Deutschland sind fast doppelt so häufig von Burnout betroffen wie Angehörige anderer Berufe. Nach einer Studie des AOK-Bundesverbandes stieg der Anteil psychischer Erkrankungen im Zusammenhang mit Burnout seit 2012 um mehr als 15 Prozent.«[32]

---

[30] Duppel S (2005): Nähe und Distanz als gesellschaftliche Grundlegung in der ambulanten Pflege. Bremer Schriften. Schlütersche, Hannover, S. 12

[31] https://getsurance.de/ratgeber/burnout-und-sucht-in-pflegenden-berufen/

[32] https://www.zdf.de/nachrichten/panorama/pflegepersonal-burnout-studie-100.html

Negative Selbstgespräche, deplatzierte Ironie und mangelnde Empathie

Führen Sie negative Selbstgespräche, kritisieren Sie sich selbst oder andere für vermeintliche Misserfolge oder Fehler? Überspitzen Sie Ihre Aussagen ins Lächerliche oder werden Sie sarkastisch?

Diese Negativkommunikation führt zwangsläufig zu erhöhtem Stress, Gefühle der Unzulänglichkeiten allein oder im Team und wieder wirkt es sich natürlich auf Ihr Wohlbefinden und Ihre Fähigkeit, gute Arbeit zu leisten, aus.

Isolation und sozialer Rückzug

Natürlich ist der Anteil der unbefriedigenden Pflegesituationen hoch und Sie sind viel zu oft damit konfrontiert. Möglicherweise ist hier Ihre Bewältigungsstrategie die Isolation? In gewisser Weise fördert Ihr Arbeitgeber das natürlich, indem Sie permanent auch noch einspringen müssen – schon wieder ein absolute Negativkette.

Haben Sie sich schon von Kollegen, Freunden und Familienmitgliedern zurückgezogen – sich isoliert? Erleben Ihre Angehörigen Sie als introvertiert, erschöpft und frustriert?

Auch meine Familie hat mir das sehr oft rückgemeldet, vor allem während und nach der Zeit des Schliersee-Skandales. Bastian Klamke und ich teilen auch diese Erfahrung neben vielen weiteren gemeinsam. Ich kann es gut nachvollziehen, wenn Sie sich von sozialen Aktivitäten und Unterstützungsnetzwerken zurückgezogen haben, weil Sie die Anforderungen Ihrer Arbeit nicht erfüllen können oder glauben, dass andere Ihre Erfahrungen nicht verstehen. Auch dieses Verhalten befeuert aber leider Ihre Unzufriedenheit, reduziert Ihre Arbeitsfähigkeit und beschleunigt Ihr Gefühl des »freien Falles«.

Wenn Sie diese Teufelskreise erkennen, ist schon viel gewonnen. Diese Erkenntnis ist ein wichtiger Schritt, den Sie mit Beständigkeit gehen sollten und auch Ihre Kolleg*innen dabei mitnehmen müssen! Das ist wieder einer der Momente, der Ihnen deutlich zeigen soll, warum Sie »so nicht weitermachen können«!

Neben der Veränderung der Arbeitsbedingungen lade ich Sie dazu ein, bei sich selbst und nachfolgend in der Kommunikation in Ihrem Team anzufangen. Wenn Sie sich bei Ihrem nächsten Spaziergang, Ihrem »Freizeitventil«, oder wo auch immer Sie ganz bei sich selbst sein können, damit auseinandersetzen, dann sind Sie auf einem guten neuen Weg!

2.2.2 Positive Bewältigungsstrategien

Versuchen Sie es einmal anders zu betrachten: Indem Sie sich Ihrer eigenen (womöglich negativen) Bewältigungsstrategien bewusst werden, öffnen sich neue Pfade für Sie. Auch hier gibt es eine Fülle von Empfehlungen, wie Sie Ihren eigenen Stress besser bewältigen.

Nur Sie selbst wissen für sich, was Sie brauchen. Doch Sie müssen nicht nur die Anzahl der für Sie passenden Stressbewältigungsmöglichkeiten erhöhen, sondern die Situationen in Ihrem Arbeitsbereich, die einen »Teufelskreis« auslösen könnten, verändern. Und hier ist wieder jeder von Ihnen gefragt!

Hören Sie sich selbst zu, was Sie an »besseren« Bewältigungsstrategien kurzfristig für sich anwenden können. Denken Sie darüber nach, wie Sie selbst aktiv an einer Verbesserung Ihrer Arbeitssituation mitarbeiten können. Verschwenden Sie Ihre kostbaren Ressourcen nicht mehr an negative Bewältigungsstrategien, deren Folgen nur die altgewohnten Teufelskreise sind.

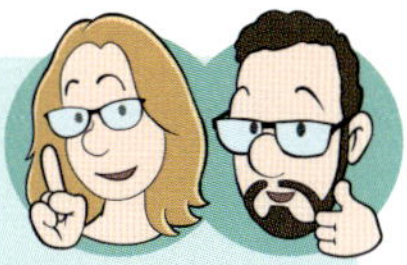

Unser Tipp

Finden Sie Ihre gute Bewältigungsstrategien! Ich verzichte hier bewusst auf einen Maßnahmenkatalog. Es würde schon reichen, wenn Sie die negativen Bewältigungsstrategien ins Gegenteil verkehren:

- Mitfühlen statt mitleiden statt Emotionaler Rückzug
- Psychologische Hilfe statt Substanzmissbrauch
- Klare Kommunikation statt Vermeiden und Verleugnen
- Positive statt negativer Selbstgespräche
- Bewusste Aussprachen statt Isolation und Rückzug

Wählen Sie die für Sie passenden Unterstützungsmechanismen. Welches Ventil können Sie für sich hier finden? Das Ziel, als eigene Profession mit aller Kraft für eine »neue Pflege« zu kämpfen, wäre einer meiner Vorschläge! Eine Vernetzung kann da wirklich hilfreich sein (▶ Kap. 1.2.4). Mobilisieren Sie Ihren durch den hohen Frust erzeugten Zorn und wandeln Sie ihn in Produktivität um. Stehen Sie auf, und das am besten gemeinsam! Kommunizieren Sie konkret und zielgerichtet, und v. a. offen und ehrlich. All die »gut gemeinten Ratschläge« führen doch eher zu einem genervten Abwinken, angesichts einer Realität mit einem hohen Personalwechsel, auch durch den Einsatz der Zeitarbeitskräfte, absolutem Personalmangel, einem hohen Zeitverlust durch Verständigungsbarrieren und dem immer wieder neuem Einarbeiten neuer Kolleg*innen und hoher Krankheitsdichte.

2.3 Ihre Dokumentation macht den Unterschied

2.3.1 Informationsweitergaben – Ratespiel mit Lücken

Beispiel **Die teilnahmslose Bewohnerin**

In der Pflegedokumentation lesen Sie Folgendes: Der Spätdienst schreibt, dass die Bewohnerin heute teilnahmslos und abwesend wirkend am Basteln teilgenommen und zwei Becher Kaffee getrunken hat. Doch Sie lesen nichts darüber, dass dieselbe Bewohnerin schon seit Tagen ein defektes Hörgerät und eine deutliche Schwellung mit ausgeprägtem Hämatom am rechten Sprunggelenk nach einem Sturz vor drei Tagen hat …
Daraus ergibt sich eine ganze Kaskade von Kommunikationsbaustellen, die in erster Linie zu Lasten der Bewohnerin gegangen sind.

Denken Sie an Übergabesituationen und prüfen Sie Ihre »Aha-Momente«: Wie viele Erfahrungen dieser Art haben Sie erlebt und welche Konsequenzen hatte das für Ihre Arbeit?

Wie oft haben Sie Ihren Dienst angetreten und finden Situationen oder Pflegeprobleme vor, die ganz offensichtlich schon länger bestehen, aber Sie lesen nichts darüber in der Dokumentation, geschweige denn haben Sie in der Übergabe davon gehört?

Um Ihnen die Bausteine für »bessere Pflege« und vor allem die Bedeutsamkeit sämtlicher Kommunikationsebenen deutlich zu machen, habe ich mich für ein Fallbeispiel aus einer TV-Reportage des Team Wallraff entschieden (▸ S. 35).

Die Stürze von Frau Müller …

Frau Müller ist eine fast schon kachektisch wirkende ältere Dame mit einem Stoma, das vermutlich nicht mit der optimal passenden Platte und gut sitzendem Beuteln versorgt ist, denn dieser löst sich sehr häufig. So passiert es denn auch, dass eine Mitarbeiterin des Frühdienstes Frau Müller das Frühstück ans Bett bringt. Der offene Stomabeutel liegt vor Frau Müllers Bett, ein unangenehmer Geruch füllt zwangsläufig den gesamten Reaum. Sie selbst sitzt mit einem kotverschmierten Nachthemd auf dem Bett. Die Reaktion der Pflegekraft? »Lassen Sie das mal, da kommt dann jemand, Sie frühstücken jetzt mal«. Und zwar mit diesem Nachthemd, dem offenen Stomabeutel und dem Geruch im Zimmer.

Später beschwert sich die Kollegin im Stützpunkt darüber, dass die Kolleg*innen *»sehen sollen, wie Sie klar kommen – ich bin doch nicht so bekloppt, immer wieder zu helfen«*. An einem anderen Tag sitzt die fast vollständig entkleidete Frau Müller gemeinsam mit einer Journalistin vom Team Wallraff früh morgens um 6:00 Uhr im Bad. Dort muss sie 40 Minuten auf eine Fachkraft warten. Zuvor war der Stomabeutel wieder undicht und Frau Müller war mit dem Rollator ins Bad gefahren und hatte versucht, ihr Nachthemd selbst zu waschen.

Die Journalistin verwickelt Frau Müller beim Warten in ein Gespräch. Sie erfährt von Frau Müller, dass sie über 70 Jahre verheiratet war, im Büro arbeitete und ihr Mann vor drei Jahren verstorben war.

Im weiteren Verlauf des »Praktikums« der Investigativjournalistin kommt es zu vermehrten Stürzen von Frau Müller. So musste die Journalistin einmal die Fachkraft rufen, da sie Frau Müller mit einer Kopfplatzwunde und einer blutenden Wunde am Knie im Bett vorgefunden hatte. Die Fachkraft sieht die blutenden Wunden und Hämatome. Aber sie hat kein Wort für Frau Müller über, sondern ruft auf den Flur nach ihrem Kollegen: »Ist die gestürzt?« Der Kollege kommt, schaut kurz auf Frau Müller, murmelt ein »Nein, ich weiß da nichts«. Gemeinsam schauen nun zwei Pflegekräfte auf Frau Müller. Ohne sie ein einziges Mal anzusprechen, wird sie hin- und herbewegt. Es werden erste Beobachtungen ausgetauscht (»Das sieht ja schlimm aus.«). Erst deutlich später erfolgt eine direkte Ansprache an die Bewohnerin: »Tut das hier weh?« Die Antwort wird eigentlich gar nicht abgewartet.

Im Dienstzimmer werden schließlich die vermehrten Stürze der Bewohnerin angesprochen: »Ja, die Klingelmatte ist (schon lange) kaputt.« – »Nein, für die Bettgitter brauchen wir einen richterlichen Beschluss.« – »Und dann klettert die dann drüber.« – »Nein danke, wir stehen schon unter Heimaufsicht!« – »Wir hatten erst einen Sturz mit Todesfolge.«

… und die Kommunikation

Wenn Sie sich dieses Beispiel auf der Kommunikationsebene anschauen, sehen Sie nicht nur die Dramatik einer völlig unzureichenden Kommunikation, sondern genauso echte und sofort umsetzbare Lösungsmöglichkeiten. Folgende Fragen sind wichtig:

- Wie hat die Kollegin mit der Bewohnerin kommuniziert bzw. eben nicht kommuniziert?
- Welche »Selbstverständlichkeiten« aus den Grundbedürfnissen heraus werden hier von beiden Seiten toleriert bzw. sogar akzeptiert?
- Wie hat das Team untereinander kommuniziert?

Frau Müllers Situation ist derart entsetzlich, dass das Anschauen der TV-Reportage wirklich starke Nerven erfordert. Bevor Sie jetzt die Flinte ins Korn werfen, empfehle ich Ihnen einen Blick nach vorn (▶ Kap. 2.6.1). Es geht durchaus anders.

Zeitmangel und Frustration, Überarbeitung und schiere Überforderung beeinflussen das Ziel einer guten Pflege erheblich. Sicherlich ist das Beispiel von Frau Müller besonders schlimm, aber es können auch Kleinigkeiten sein, die Sie in Ihrem Alltag buchstäblich auf die Palme bringen und Sie immer wieder daran zweifeln lassen, ob das alles noch richtig ist, was Sie tun bzw. nicht mehr tun können.

Wie sehr dominiert Abstumpfung bzw. mangelnde Empathie Ihren Arbeitsalltag? Und wie »kommunizieren« Sie das?

> ***Wichtig***
>
> Prüfen Sie Ihre »Bewältigungsstrategien« (▶ Kap. 2.2) bei Überforderung. Schauen Sie auch bei Ihren Kolleg*innen und Auszubildenden genauer hin. Und ganz wichtig: Sprechen Sie es aus!
> Wo liegen Ihre persönlichen Stärken? Eher in der mündlichen oder schriftlichen Kommunikation?
> Wie wirken Sie selbst non-verbal auf Ihre Kolleg*innen, auf Ihre Bewohner*innen?

2.4 Die Übergabe im Pflegeteam

Jetzt geht es um Sie selbst: Sie wollen keine »alten Kamellen«, weil diese alten Kamellen den aktuellen Arbeitssituationen nichts Sinnvolles entgegensetzen können. Solange betretenes Schweigen und »Einzelfall«-Verharmlosungen durch die Politik- und Medienwelten hallen, solange im Nachtdienst eine Fachkraft und eine Hilfskraft 60–70 Bewohner*innen versorgen sollen, und so lange »jeder« in der Pflege arbeiten kann und wir uns so gnadenlos deprofessionalisieren lassen – solange werden Sie die bisherigen Entlastungs- und Verbesserungsvorschläge, Mediations- und Konfliktseminare als Alternativen zu den Teufelskreis-Bewältigungsstrategien als »nicht praktikabel« und schon gar nicht als Entlastung einstufen.

Auch die QM-begleitete Übergabe mit Analyse und Stoppuhr wird keine nachhaltigen Fortschritte erzielen, ebenso wenig wie die Erhöhung von Arbeitskreisen, wenn Sie nur an alten Strukturen festhalten und diese »irgendwie« optimieren wollen. Das funktioniert nicht und das ist allen Fach- und Hilfskräften, den Auszubildenden und den Leitungsstrukturen klar. Das ist ein wichtiger Unterschied!

Wir müssen es also »allen anderen« deutlicher vermitteln, als wir das die letzten Jahrzehnte getan haben. Auf welche Art und Weise werden Sie sich daran beteiligen? Beginnen Sie doch mit der Kommunikation. Genau hier liegt einer der Bausteine, der die in unserem Vorwort beschriebene und gewünschte Lawine auslösen kann. Sehen wir uns also die »alten Kamellen« bekannter Verbesserungsvorschläge aus dem großen Kommunikationsfeld an.

- Reagieren Sie auf den ständig wechselnden Personalstamm durch den hohen Einsatz an Zeitarbeits- oder »Flexipool«-Kräften, indem Sie klarer und besser über Ihre Bewohner*innen und Ihren speziellen Wohnbereich informieren. Denken Sie an die individualisierten Willkommensmappen für die Pflegekräfte mit sprachlichen Defiziten als Grundausstattung.
- Gestalten Sie Ihre Übergaben um zu »Pflegevisiten«, bei denen Bezugspflegekräfte die wesentlichen pflegerelevanten Punkte zu den Bewohner*innen kurz wiedergeben (▸ Kap. 4.5.4).

An dieser Stelle möchte ich die legendären Übergabebücher vom Nachtdienst, die Schmierzettelchen im Pflegestützpunkt oder die Whats-App-Gruppen der Wohnbereiche (diese sind aus datenschutzrechtlichen Gründen alles andere als rechtlich einwandfrei) nicht unerwähnt lassen. Dies sind alles kleine Rettungs-Handwerkzeuge. Doch sie überdecken doch nur die Kommunikationsdefizite auf sämtlichen Ebenen.

Neben sprachlichen Kommunikationsdefiziten und fehlenden wichtigen Informationen geht es um die grundlegende Frage: Was muss wie dokumentiert werden?

Über multimorbide Bewohner*innen in der Langzeitpflege gibt es immer etwas zu berichten. Was davon aber ist aus pflegefachlicher Sicht relevant? Was davon ist reine »Absicherung«, wie Lagerungspläne, Trinkprotokolle, Medikamentenpläne, Wundversorgungen?

Sie müssen dieses weite Feld transparenter gestalten, indem Sie deutlicher machen, wo bei Ihnen in Ihrem Wohnbereich der Schuh drückt. Erst dann kann eine gemeinsame Lösung erarbeitet werden. Kein Flickwerk, sondern eine Lösung, die für Sie alle passt.

Seien Sie nicht enttäuscht, wenn Sie hier keine Patentlösung finden. Die gibt es leider nicht. Alles steht und fällt mit Ihrer echten und ehrlichen Problemanalyse und Ihrer Entscheidung, wesentliche Informationslücken nicht zu »deckeln«, sondern offen darüber zu kommunizieren und gemeinsam eine neue Lösung zu erarbeiten.

Auch bei Pflegeberichten gehören mehr Entscheider an den runden Tisch. Dazu zählen auch Kontrollinstanzen wie der Medizinische Dienst und die Heimaufsichten. Warum insbesondere diese Akteure nicht Ihre Feinde sind, werde ich Ihnen noch genauer aufzeigen (▶ Kap. 3), aber wir sollten uns darüber einig sein, dass der Einsatz von Floskeln (»Alles wie immer«) nicht benötigt wird, um Ihre pflegerische Grundpräsenz bei den Bewohner*innen zu belegen.

Zu Ihrer neuen Kommunikationsstrategie sollte auch gehören, dass Sie sich nicht der Fälschung von Patientendokumentationen anschließen, um Ihre Vorgesetzten, sich selbst oder Ihre Kolleg*innen zu retten und die Kontrollinstanzen zufrieden zu stellen.

Aus jedem Pflegebericht müssen wesentliche, für die individuelle Pflegesituation tatsächlich relevante Informationen hervorgehen. Das sind ein paar Worte mehr, doch sie führen zu einer klaren Situationsbeschreibung:

Es gibt einen großen Unterschied zwischen *»hat beim Turnen gelacht«* und *»beim Turnen durch Rechtsplatzierung des Rollstuhles sichtbare Steigerung der Mobilität, Bewohnerin war hier gut zu motivieren«*.

Es macht einen Unterschied, ob Sie schreiben *»hat heute wenig gegessen«* oder *»anhaltende Appetitlosigkeit, Gespräch mit Angehörigen über Lieblingsspeisen der Bewohnerin, Versuch Einsatz Flexigrip Besteck, bevorzugt mit rechter Hand trainieren«*.

Aus den etwas größeren Einträgen erhalten Ihre Kolleg*innen wertvolle Informationen zur Pflege und vorgeschlagenen Maßnahmen.
Es gibt Einrichtungen, die über das QM festgelegt haben, dass nur relevante Informationen in den Pflegebericht kommen. Grundsätzlich ist es natürlich sinnvoll, nicht immer wiederkehrende Botschaften niederzuschreiben. Wenn es aus Ihrer Schicht nichts Relevantes zu berichten gab, dann ist das

so. Wobei Sie sich aber immer die Frage stellen müssen: Passiert wirklich an einem Tag gar nichts Relevantes? Denken Sie daran, dass auch mal etwas Positives passieren kann. Vielleicht hat ein Bewohner gestern zum ersten Mal durch erfolgreiche Mobilisation geduscht? Wie hat sich das ausgewirkt?

> Sie müssen lernen, gezielt zu unterscheiden, wo ein Nachweis erbracht werden muss, und wo Sie nachweisen müssen, dass Sie den Bewohner pflegerisch nicht »vergessen« haben.

Wenn Sie jetzt erkennen, dass Sie auch die Kontrollinstanzen in eine neue Lösung einbeziehen sollten, kann das Ihrer ganzen Einrichtung einen neuen Weg ebnen.

2.5 Die SIS®

Die Hauptelemente der SIS® sind die Einbeziehung der Pflegebedürftigen. Es geht also wieder um die richtige Kommunikation und auch um die »Entbürokratisierung« der Pflegedokumentation. Im Ergebnis ist das eine feine Sache, unterstützt sie doch die Zielsetzung, den Pflegebedürftigen mit seinen Ressourcen in die Planung der professionellen Pflege mit einzubeziehen. Außerdem soll die Maßnahmenplanung transparent und möglichst unbürokratisch auf die Bedürfnisse des zu Pflegenden adaptiert werden können.

Die Pflegedokumentation muss schriftlich, zeitnah, lückenlos, objektiv, umfassend, wertfrei und natürlich »dokumentenecht« sein. Außerdem natürlich leserlich, richtig, vollständig und kontinuierlich.

Im Idealfall haben Sie alle pflegefach relevanten Daten gesammelt, den Ist-Zustand des Pflegebedürftigen festgehalten, Schreib-, Struktur- und Sprachdisziplin beachtet, den Pflegebedürftigen eingebunden, eine sinnvolle Pflegeplanung mit nachvollziehbaren und realisierbaren Maßnahmenplänen geschaffen und das alles so strukturiert, dass es für Ihre Kolleg*innen zentral verfügbar ist, einer Kontrolle durch MD und Heimaufsicht standhalten kann. Alle (Fach)-kräfte können nun die Pflege gut informiert und professionell durchführen, Veränderungen umgehend erfassen, durch ihre fachliche Dokumentation Maßnahmenpläne anpassen, sodass dann wieder alle gleich danach arbeiten können.

Selbstverständlich beachten Sie aktive Pflege, Prävention, soziale Teilhabe, Interaktion mit dem Pflegebedürftigen und vieles mehr. Oder sehen Ihre SIS® und der anschließende Prozess etwas anders aus?

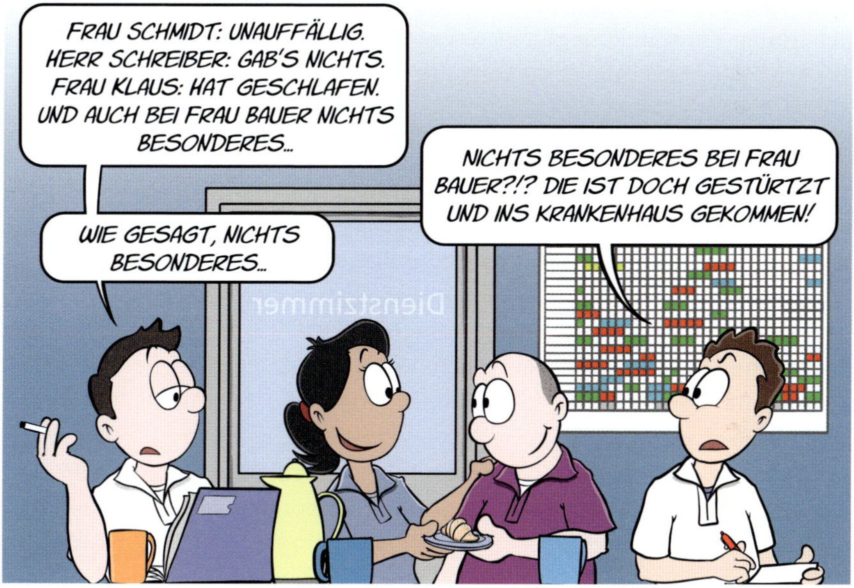
FRAU SCHMIDT: UNAUFFÄLLIG. HERR SCHREIBER: GAB'S NICHTS. FRAU KLAUS: HAT GESCHLAFEN. UND AUCH BEI FRAU BAUER NICHTS BESONDERES...
WIE GESAGT, NICHTS BESONDERES...
NICHTS BESONDERES BEI FRAU BAUER?!? DIE IST DOCH GESTÜRTZT UND INS KRANKENHAUS GEKOMMEN!
Dienstzimmer

Mit Professor Dr. Volker Großkopf sprach ich vor kurzem darüber, was uns Pflegekräfte als Grund dafür nannten, warum sie dokumentieren. Wichtigster Grund: Dokumentation als rechtliche Sicherheitskomponente (»Ich dokumentiere nur für den Anwalt«).

Wie ist Ihr persönliches Ranking? Denken Sie zuerst an Ihre eigene (Rechts-) oder an den Pflegebedürftigen, für den Sie pflegefachlich verantwortlich sind? Welche evaluierenden Gespräche aus der SIS® haben Sie mit den

Bewohner*innen in letzter Zeit geführt? Wie haben Sie es dokumentiert? Geht es um Tätigkeitsnachweise im Leistungskatalog, um die Erfüllung der hausinternen QM-Vorgaben zur Zufriedenstellung der Heimaufsicht, des MD's, oder um Ihre Ziele einer guten Pflege und das damit einhergehende gute pflegeprofessionelle Gefühl?

Wie so oft gibt es verschiedene Blickwinkel, aus denen Sie auf die Pflegedokumentation schauen müssen. In diesem Buch zählen der »realitätsnahe« Blick, und nicht unbedingt die Inhalte sämtlicher haftungsrechtlicher Weiterbildungen, die Sie vielleicht bereits durchlaufen haben. Wie viele Unterlagen oder Bücher haben Sie schon in den Händen gehabt? Neben den oben genannten Kernpunkten gibt es weitere wichtige Aspekte. Hilfreich ist hier ein Artikel, dessen Inhalte die folgende Grafik zeigt.[33]

Übung

So bringen Sie Schwung in Ihre Reflexion

Wie viel realitätsnahe SIS®-Magie (oder Ihre alternativ genutzte Dokumentationsform) steckt in der Dokumentation an Ihrem Arbeitsplatz? Inwieweit gelingt die Umsetzung tatsächlich?

Das können nur Sie selbst beurteilen. Wie viel gute Pflegeberichte und upgedatete SIS®-Elemente fallen Ihnen zu den Bewohner*innen auf Ihrem Wohnbereich ein?

- Sitzen Sie wirklich ganz in Ruhe im Pflegestützpunkt und lesen vor Ihrem Dienstbeginn erstmal die SIS® der Bewohner*innen auf Ihrem Wohnbereich?
- Besprechen Sie im Team regelmäßig eine Anpassung der geplanten Maßnahmen?
- Verstehen Sie auf Anhieb, was Ihre Kolleg*innen aus der vorherigen Schicht an wesentlichen Punkten erfasst haben?

[33] Sträßner HR (2010): Rechtliche Aspekte der Pflegedokumentation. 01/2010 CNE.fortbildung. Thieme, Stuttgart. https://www.thieme.de/statics/dokumente/thieme/final/de/dokumente/tw_pflege/le4_110_1-schutz.pdf

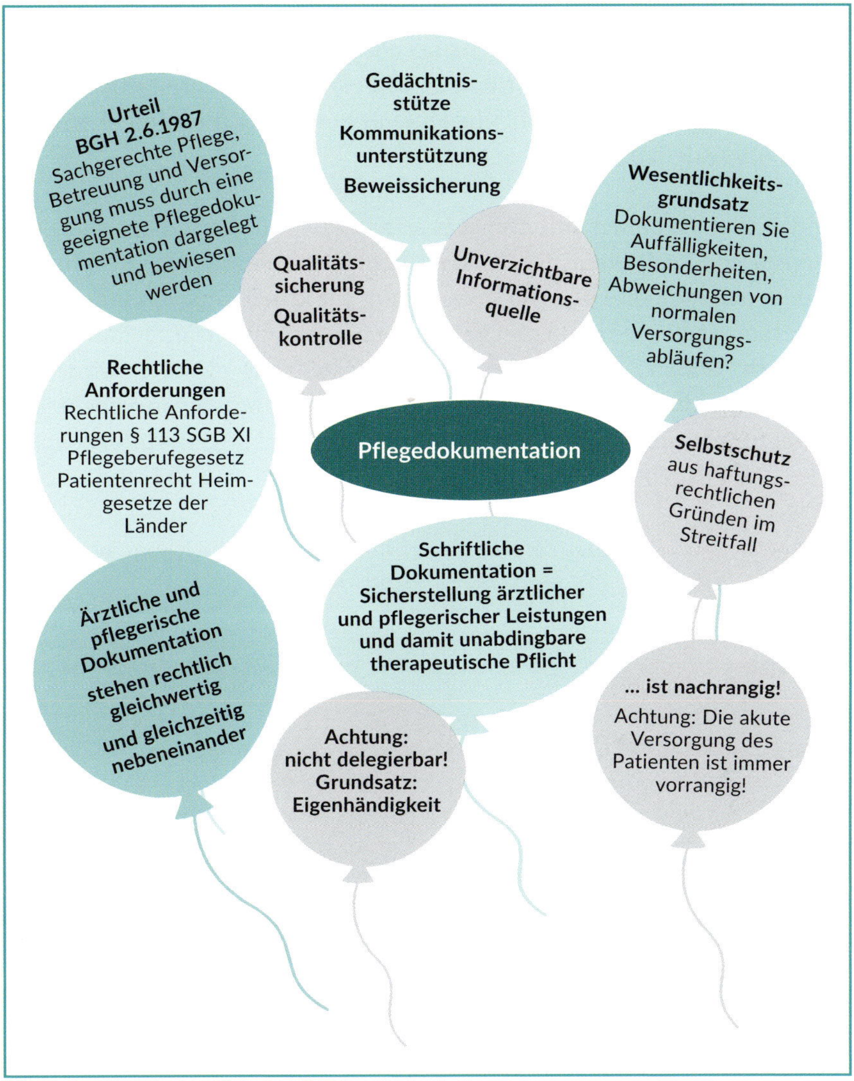

Abb. 4: Die Bedeutung der Pflegedokumentation.

Ihre Realitäten dazu kennen Sie und dies bedarf dann auch keiner weiteren Beispiele. Die Konsequenzen sind aber entscheidend, denn eine unzureichende Dokumentation führt zu Pflegefehlern, nicht stattfindenden Pflegeleistungen, oder schlicht und einfach zu wesentlichen und relevanten Informationsdefiziten.

Wir haben einen hohen Anteil an präventiver Pflege in der Altenpflege – wie sehen da Ihre Realitäten aus? Denken Sie an all die definierten »Prophylaktischen Maßnahmen«. Plus die Zielsetzung der Ermittlung von individuellen Ressourcen für eine auf den Bewohner zugeschnittene individualisierte Pflege, die anhand der SIS® geplant und regelmäßig evaluiert wird. Dies führt automatisch auch zu der Frage, wie hoch der Anteil von »positiven« Informationen im Gegensatz zu »Problembeschreibungen« in den Übergaben und Pflegeberichten enthalten ist.

Das hat massive Folgen, in erster Linie für die Pflegebedürftigen, aber auch für Sie als Pflegende, PDL und Heimleitung.

Wichtig

Es braucht eine Weiterentwicklung und Digitalisierung der Pflegedokumentation insbesondere im Hinblick auf den Skill Mix. Aber hier sind nicht in erster Linie Systeminformatiker oder Softwareentwickler primäre Impulsgeber, sondern Sie!

Sie müssen aktiv daran arbeiten, wie Informationslücken minimiert werden können, denn vermeiden können Sie sie von heute auf morgen eben nicht. Das wäre ein unrealistisches Ziel. In Ihrer aktuellen Situation ist es übrigens auch einerlei, ob Sie Tätigkeitsnachweise am PC auswählen und die Berichte tippen, oder doch noch in der guten alten »analogen« Bewohnerakte alles per Hand schreiben.

Wie gut kann die digitale Pflegedokumentation Sie und Ihre Kolleg*innen entlasten? Wie viel einfacher wird es damit, das Ziel der »guten Pflege« umzusetzen? Haben Sie sich je gefragt, wer aus Ihrem Team damit bereits gut umgeht, und bei welchem Software-Einsatz Sie am zeitlichen Gewinn für die Pflege am Bewohner zweifeln. Egal, was hier bei Ihnen überwiegt: Haben Sie es kommuniziert?

Die Lösung liegt nicht darin, Dokumentationsfachkräfte zu ernennen. Das widerspricht dem Grundsatz der »Nichtdelegierbarkeit« und dem »Eigenhändigkeitsprinzip« der Pflegedokumentation.

Bedenken Sie noch einmal, für wen Sie eigentlich dokumentieren. Es darf nicht sein, dass eine Dokumentation am Pflegebedarf der Bewohner*innen vorbeigeht und zu Informationsdefiziten führt.

Fazit **Lieber keine Dokumentationsexpert*innen**

Stattdessen brauchen Sie

- Pflegeexpert*innen, die wohnbereichsübergreifend eingesetzt werden und die Kolleg*innen unterstützen,
- eine Bezugspflege (Übernahme der Aufnahme der Bewohner, Erstellung der SIS®, Anpassung der Maßnahmen, primäre Ansprechpartner*innen für die Neuausrichtung der Skill Mix-Personaleinsatzplanung)
- eine sinnvolle und realistische Planung (welche Kolleg*innen übernehmen welche pflegerischen Tätigkeiten rund um das Umfeld der Bewohner*innen, für die Sie primär als Fachkraft verantwortlich sind?)

Es braucht eine Dokumentationsform, die sich an den Realitäten orientiert, Fehlerquellen reduziert und Pflegekräfte motiviert. Es geht um messbare Erfolge durch eine bessere Arbeitsumgebung und damit eine pflegefachlich erfolgreiche und nicht defizitorientierte Pflege.

Zu Recht fragen Sie sich nach sinnvollen Strategien. Die gibt es auch hier nicht. Aber eines ist sicher: Ohne Ihre Mithilfe ist eine Veränderung schwierig. Hier können Sie ansetzen:

- Dokumentieren Sie ehrlich und genau so, wie die Realitäten in Ihren Wohnbereichen sind.
- Denken Sie in erster Linie an das Wohl der Pflegebedürftigen und natürlich auch an sich selbst.

Während des Schreibens dieses Buches sprach ich mit Mitarbeiter*innen unterschiedlichster Krankenkassen über diese Thematik. Es wird Sie vielleicht verwundern, aber die Krankenkassen haben durchaus ein Interesse daran, dass ihre Versicherten auch die Leistungen erhalten, die am Ende abgerechnet werden. Einige Mitarbeiter*innen, z. B. bei der Regressabteilung, waren der Meinung, dass es von Vorteil wäre, wenn genau Sie, die Pflegekräfte, die Führung der Patientendokumentation endlich ehrlich und zum Wohl der Pflegebedürftigen – und eben nicht zur Rettung der eigenen Haut und Zudecken der teilweise katastrophalen Missstände – führen würden.

Wann hier die Loyalität Ihrem Arbeitgeber bzw. Ihren Kolleg*innen gegenüber endet, werden wir bei der Frage der Garantenstellung (▶ Kap. 4.2) klären.

Die dauernde Beschwerde über zu viele pflegefachfremde Tätigkeiten kann nur durch eine Weiterentwicklung auf der Dokumentationsebene endlich etwas beseitigt werden. Das funktioniert aber nur dann, wenn auch Entscheider über die tatsächliche Lage rund um die Dokumentation im Bilde sind und keine gefälschten oder geschönten Mappen präsentiert bekommen.

Stellen Sie alles auf den Prüfstand. Wenn Sie kämpfen wollen, dann ist Veränderung und neues Denken für eine gute Pflege in allen Bereichen absolut wichtig. Das wird Ihnen hier und da schwerfallen, aber wenn Sie nicht den Finger in die Wunde legen, wird weiter auf allen Bereichen nur geflickschustert.

Lassen Sie die folgende Grafik (▶ Abb. 5) mit ihren Impulsen rund um den Baustein »Kommunikation« auf sich wirken.

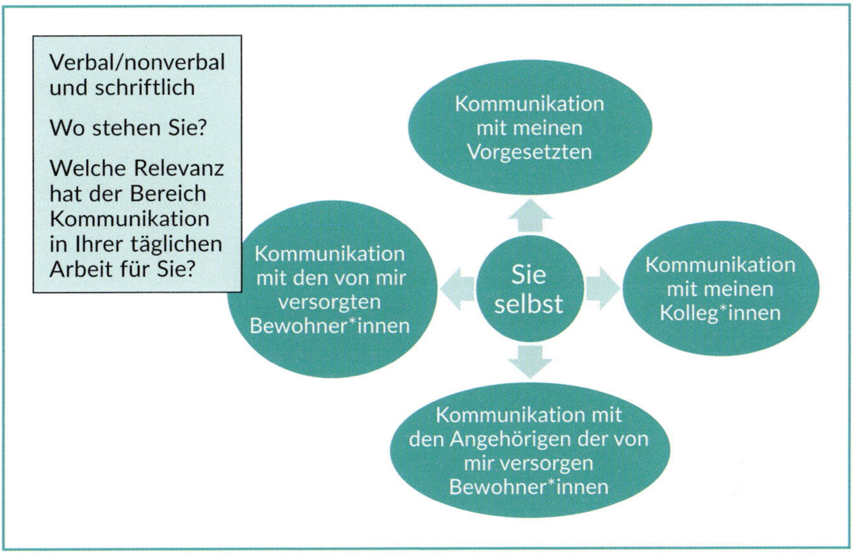

Abb. 5: Der Baustein »Kommunikation« und seine Bestandteile.

Sie werden die Defizite erkannt haben, nicht nur bei sich selbst, sondern auch innerhalb Ihres Teams, bei Ihren Vorgesetzten, bei den Bewohner*innen, die sich je nach Krankheitsbild eben nicht besonders kommunikativ zeigen.

Gerade hier ist aber Ihr Ansatzpunkt: Zur guten Kommunikation gehört, dass Sie klar zum Ausdruck bringen, aus welchem Grund etwas (nicht) funktioniert. Das ist jetzt wichtig:

- Stärken Sie Ihr pflegeprofessionelles Auftreten und kommunizieren Sie in alle Richtungen transparenter und ehrlicher.
- Geben Sie dem Bereich Kommunikation in der Pflege einen höheren Stellenwert.
- Warten Sie nicht darauf, dass fachfremde Expert*innen Ihnen Optimierungsmöglichkeiten geben.
- Stellen Sie sich Ihren realen Arbeitssituationen.
- Sprechen Sie mit Ihren Kolleg*innen.

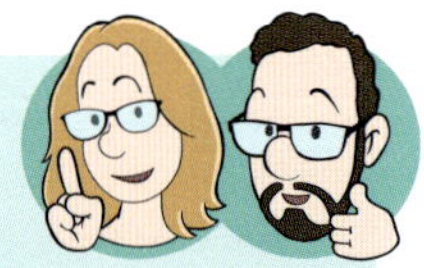

Unser Tipp

Durchaus lesenswert ist das Projekt zum Thema »Kompetenzkommunikation« innerhalb unseres Berufsstandes über das Pflegenetzwerk Deutschland: https://pflegenetzwerk-deutschland.de/fileadmin/files/Downloads/220126-pnd-kowep-ap2-modell-kompetenzkommunikation.pdf

2.6 Kommunizieren mit Pflegebedürftigen

Ihre Kommunikation mit dem Pflegebedürftigen macht den wahren Unterschied für eine professionelle Pflege aus. Erneut kommt es auf Ihre verbale und nonverbale Kommunikationsfähigkeit an, unabhängig von Ihrer Qualifikation, die eine gelingende und professionelle Pflege ermöglichen kann! Auch und insbesondere in diesen schweren Zeiten.

Wann haben Sie das letzte Mal in der direkten Pflege ein gutes Gespräch mit einem Bewohner geführt? Wissen Sie, wie die Kinder oder Enkelkinder mit Vornamen heißen? Welchen Beruf hatte der Bewohner früher? Welche Musik hört er gerne und welches sind seine absoluten Lieblingsspeisen?

Wenn der Bewohner sich nicht mehr selbst äußern kann, wann hatten Sie Zeit, mit den Angehörigen darüber zu sprechen und wie haben Sie die neuen und wichtigen Informationen dann an Ihre Kolleg*innen weitergegeben?

Wissen Sie, wer Ihrer Kolleg*innen die Biografiearbeit gemacht hat? Wie viel davon ist bei Ihnen angekommen? Was hat sich verändert, wie geht es dem Menschen, für dessen vollumfängliche Pflege Sie eine Mitverantwortung tragen? Welche Elemente der »pflegerischen Maßnahmen« haben Sie, wenn Sie auf das Leben und den Alltag dieses pflegebedürftigen Menschen im Heim blicken, mit ihm/ihr oder den Angehörigen abgesprochen?

Ich hoffe, Sie sind auch der Meinung, dass Biografiearbeit kein sinnlos vertaner Anteil der Dokumentation ist, die nur Zeit kostet. Und sicher fragen Sie sich, wie Sie künftig in Zeiten der Personalbemessung und des Skill Mixes mit solchen Arbeiten umgehen können. Sie brauchen also eine machbare Übergangslösung. So kann sie aussehen:

- Sprechen Sie im Team ab, dass die Biografiearbeit bei der Aufnahme künftig die Priorität erhält, die sie verdient. Es wird nicht nur den Alltag für den die Bewohner*innen positiv verändern, sondern auch Ihren.
- Schaffen Sie den Pflegefokus, in dem alle wichtigen Elemente, die für die Pflege der Bewohnerin entscheidend sind, zusammengefasst sind. Das kann durch die aufnehmende Pflegefachkraft geschehen.

Der Pflegefokus ist ein einfaches Blatt, so genial einfach wie die Tipps für die Händehygiene, die überall hängen, prägnant, einfach und übersichtlich.

Setzen Sie neue Maßstäbe in der Biografiearbeit, diese geht doch noch so viel weiter. Wie viel Individualität kann ein Bewohner in Ihrer Einrichtung leben und wie kann die Biografiearbeit dabei unterstützen. Wie und wo könnten Sie die wichtigsten Punkte, also den neuen »Pflegefokus« so platzieren, dass alle gut damit arbeiten können?

2.6.1 Der Pflegefokus

Übung

Pflegefokus

Eine erste kleine Übung bezogen auf das »Wallraff-Beispiel« (▶ S. 67):

- Welcher individuelle »Pflegefokus« für Frau Müller wäre für das Pflegeteam sinnvoll und hätte eine »bessere Pflege« für die Bewohnerin und auch eine Verbesserung der Arbeitssituation durch Erfolge in der Pflege zur Folge gehabt?

Lassen Sie uns exemplarisch durchspielen:

1. Schritt: Das Grundschema des »Pflegefokus«

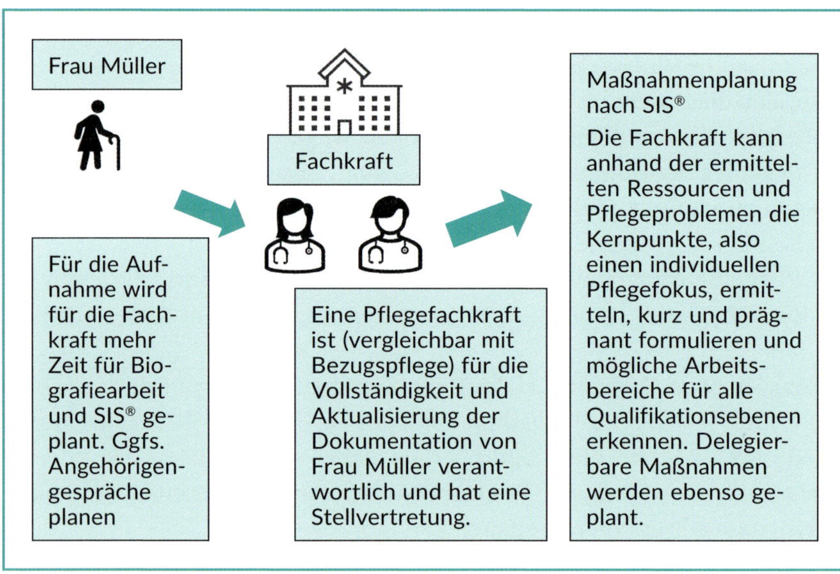

Abb. 6: Frau Müller wird bei Aufnahme durch eine Fachkraft aufgenommen.

Frau Müller hatte eine defekte Klingelmatte, eine unzureichende und falsche Materialversorgung ihres Stomas und eine durch fehlende Weiterleitung der Informationen und genauen Analyse ihrer Sturzrisiken mangelhafte Anpassung der Pflegemaßnahmen. Was in der Dokumentation überhaupt nicht stand: Ihr Zimmer war karg, kaum persönliche Gegenstände, die Ansprache der Kolleg*innen erfolgte lieblos und unprofessionell.

Die Themen

- Sturzgefahr,
- Stomaversorgung,
- Mobilität und
- Teilhabe

bilden den Pflegefokus von Frau Müller.

Diese Kernpunkte können per Pflegefokus schnell und einfach an die Kolleg*innen weitergegeben werden. Fachkräfte können so durch ihre Pflegeprofessionalität ein deutliches Signal gegen die Deprofessionalisierung setzen. Sie sorgen hier dafür, dass die Hilfs- und Betreuungskräfte im Rahmen ihrer Qualifikationsmöglichkeiten zu besseren Unterstützern in der Pflege von Frau Müller werden.

Der Pflegefokus wird als Leitfaden für den Alltag von Frau Müller auf dem Wohnbereich hinterlegt. Aus ihm werden delegierbare Maßnahmen für das Team abgeleitet.

Sturzgefahr:

- Info an Beauftragten für Medizinprodukte wg. Austausch/Reparatur der Klingelmatte.
- Mit Frau Müller über einen Toilettenstuhl für die Nacht sprechen, Info an die Kolleg*innen.

- Gespräch mit Frau Müller oder ihren Angehörigen über ihr Schlafverhalten vor dem Einzug in die Einrichtung: War sie Frühaufsteherin, hatte sie Schlafstörungen, was hat sie früher zuhause gemacht, wenn sie nicht schlafen konnte?
- Welche Maßnahmen zur Sturzprophylaxe können im Zimmer noch umgesetzt werden? Mit Frau Müller besprechen, wie und wann sie sich meldet, wenn sie zur Toilette gehen möchte.
- Kommunikation mit dem Nachtdienst/Frühdienst: Wie kann hier ein frühmorgendliches »Vorbeischauen« im Zimmer von Frau Müller umgesetzt werden?

Stoma:

- Welche Kolleg*innen im Haus sind »Experten« in der Stomaversorgung? Alternativ: Einschalten einer externen Stomaexpertin zur Anpassung des offensichtlich unpassenden Materials.
- Gespräch mit Frau Müller: Welche Ressourcen im Umgang mit dem Stoma kann sie selbst nutzen?
- Frau Müller wirkt kachektisch: Welche Maßnahmen können hier auch in Bezug auf die Ernährung geplant werden? Gibt es Besonderheiten in Bezug auf Stuhlmengen und Frequenzen?

Wundversorgung:

- Nach den Stürzen erfolgt eine Festlegung der Wundversorgung mit adäquater Verlaufsdokumentation und Überprüfung: Wer macht den Verbandswechsel? (Das ist wichtig, wenn Teilbereiche aus der Wundversorgung delegiert wurden.)

Mobilisation/Teilhabe:

- Welche Möglichkeiten gibt es für Frau Müller, nicht allein im Bett sitzend zu frühstücken?
- Welche biografischen Aspekte können für den Alltag von Frau Müller integriert werden? Insbesondere hier lohnt sich der wohnbereichsübergreifende Blick.

Dies alles ist nicht wirklich neu und Sie als Pflegeprofi wissen das eigentlich alles. Neu ist hier, dass Sie durch die Formulierung von kurzen und knackigen Informationen dem Skill Mix in Ihrem Team mit Ihrer Professionalität zu mehr Arbeits- und Ergebnisqualität verhelfen.

Dieser Schritt ist für das »Hier und Jetzt« nötig. Wir brauchen ihn, bis wir erreicht haben, dass dieses neue Handeln die Wichtigkeit der professionellen Altenpflege mit der dazugehörigen allgemeinen Wertschätzung aller Entscheider*innen auf allen Ebenen so deutlich gemacht hat, dass niemand mehr daran zweifelt. Erkennen Sie hier Ihre Rolle und kämpfen Sie auch dafür, ganz unabhängig davon, ob Sie Heim-, Wohnbereichs-, Pflegedienstleitung, Fach- oder Hilfskraft sind.

So zeigen Sie der Gesellschaft, warum die professionelle Altenpflege so wichtig und keinesfalls einfach ist. So werden Sie neben dem »Anwalt« für Frau Müller und all Ihnen anvertrauten Bewohner*innen im Ansatz auch ein wenig detektivisch tätig: Welche Aspekte aus dem Leben von Frau Müller helfen ihr und damit Ihnen im Alltag in der Einrichtung? Wie gelingt es Ihnen, die Versprechen aus den Hochglanzprospekten nach einem würdevollen Leben im Heim tatsächlich zu erfüllen?

Kommunizieren Sie diese Aspekte und formulieren Sie Kernpunkte des Pflegefokus auf den Buchstabensalat der Qualifikationsniveaus herunter. Verinnerlichen Sie auch hier Ihre Rolle als Fachkraft, PDL, Heimleitung, QM, Hilfs- oder Assistenzkraft. Jeder sollte wissen, was seine Aufgaben sind. Die PDL löst etwa verkrustete Strukturen auf und ermöglicht einen einrichtungsübergreifenden Personaleinsatz.

2. Schritt: Maßnahmen und Qualifikationsniveaus kombinieren

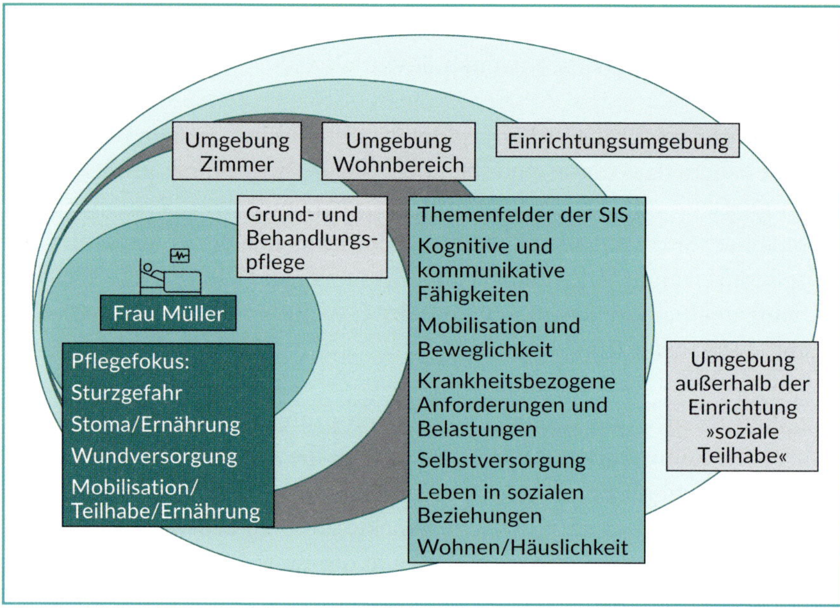

Abb. 7: Maßnahmen und Qualifikationsniveaus.

Ihre Aufgabe besteht nun darin, die Handlungs- und Einsatzmöglichkeiten der unterschiedlich qualifizierten Mitarbeiter*innen in den Maßnahmenplan für Frau Müller einzubringen (▶ Abb. 7). Selbstverständlich berücksichtigen Sie dabei den Pflegefokus.

Aus den Begleitungen der Investigativjournalistin bei Team Wallraff ließen sich leider keinerlei biografische Elemente von Frau Müller ermitteln, daher ergänze ich sie hier beispielhaft. Ich möchte Ihnen lediglich einen möglichen Weg aufzeigen und den ein- oder anderen Impuls setzen:

Biografisches

Frau Müller ist seit einem Jahr im Heim. Sie hat als Sekretärin gearbeitet, war 70 Jahre verheiratet, hat zwei Kinder (Hannah und Richard), vier Enkelkinder (Sebastian, Maria, Gisela und Peter). Sie hat sich stets rührend um die Familie gekümmert, regelmäßig Kuchen gebacken und gemeinsam mit ihren Freundinnen mehrere Volkshochschulkurse in Handarbeiten besucht. Ihre große Leidenschaft galt dem Nähen, Stricken und Häkeln. Mit ihrem Mann besuchte sie regelmäßig Theater- und Konzertvorstellungen. Frau Müller liebt bis heute die Comedian Harmonists und klassische Musik. Ihre Kinder beschreiben sie als Frau mit einem ausgeprägten Sinn für Ästhetik und einem schon immer vorhandenen Schamgefühl.

Im Gespräch mit den Angehörigen konnten bei Aufnahme von Frau Müller einige persönliche Bilder der Kinder und Enkelkinder als Lieblingsbilder gefunden werden. Die Tochter Hannah hat eine Fotokollage erstellt, die in Sichtweise über dem Bett hängt. Ein kleiner CD-Spieler mit einigen Lieblings-CDs steht auf dem Tisch. Die selbstgehäkelte Decke aus dem Wohnzimmer von Frau Müller sowie zwei ihrer selbstgenähten Kissen befinden sich in der direkten Bettumgebung.

Über Jahrzehnte hatten Frau Müller und ihr Mann eine bestimmte Pflegeserie mit Seifen und Lotionen. Diese hat die Tochter mitgebracht und bietet an, diese regelmäßig »nachzufüllen«. Das ist entsprechend in der Dokumentation hinterlegt.

Stomaversorgung
Eine Fachkraft auf dem benachbarten Wohnbereich hat viel Erfahrung im Umgang mit Stoma. Sie konnte die bisher nicht richtig passende Platte für das Stoma anpassen und die Stomaversorgung optimieren. Entsprechende Versorgungspläne hat sie angepasst und die für Frau Müller zuständige Fachkraft informiert. Bei Veränderungen wird die Kollegin verständigt. Auf dem Wohnbereich gibt es mehrere Mitarbeiter, die in die Stomaversorgung eingewiesen wurden.

Wundmanagement
Gleiches gilt für die noch vorhandenen Wunden. Auch hier gibt es im Haus eine Fachkraft, die sich komplexere Wunden anschaut, mit dem Arzt den Behandlungsplan bespricht, die Verläufe beobachtet und die Wundversorgung begleitet. Dabei prüft sie, welche Maßnahmen der Wundversorgung an wen delegiert werden können.

Soziale Teilhabe
In der Einrichtung gibt es sechs Wohnbereiche. Insgesamt gibt es 12 Bewohnerinnen, die in ihrer Biografie ähnliche Interessen im Bereich Handarbeiten aufweisen wie Frau Müller.

Eine Mitarbeiterin, die verstärkt im Bereich Teilhabe und Beschäftigung arbeitet, näht in ihrer Freizeit besonders gut und gerne. Die Einrichtung hat vier Nähmaschinen angeschafft, und die Bewohnerinnen nehmen in zwei Gruppen regelmäßig an der Handarbeits-AG teil.

Der Gemeinschaftsraum wird in regelmäßigen Abständen mit einem installierten Beamer zu einem kleinen Kino-Abend genutzt. Die Angebote variieren und auch Frau Müller nimmt gerne an einem »Casablanca« Abend teil.

Eine weitere Mitarbeiterin bietet eine Koch-AG an. In Kleingruppen wird ein 14-tägiger Marktbesuch des nahegelegenen Marktplatzes organisiert. Hier kann Frau Müller gemeinsam mit vier anderen Frauen regionale Äpfel einkaufen. Beim anschließenden Zubereiten des Apfelkuchens kommen alle ins Gespräch und freuen sich auf den Genuss des Apfel-Blechkuchens am Nachmittag.

Das Einleben von Frau Müller in der Einrichtung wird auch auf anderen Ebenen verstärkt. Mit dem entfernt lebenden Sohn Richard konnte über das Tablet des Wohnbereiches ein regelmäßig stattfindender Video-Call organisiert werden. Ein Mitarbeiter mit einem Händchen für »Digitales und Technik« kümmert sich wohnbereichsübergreifend darum.

Die Mitarbeiter kennen die Namen der Kinder von Frau Müller und nehmen im bewohnerzentrierten Gespräch mit Frau Müller häufig Bezug darauf.

Nicht nur durch Gespräche, sondern auch durch gezielte Beobachtung konnte das frühe Aufstehen von Frau Müller mit dem Wunsch, zur Toilette zu gehen, mit dem Einsatz eines Toilettenstuhles zur Nacht im Zimmer umgesetzt werden.

Der »frühe Teildienst« bzw. der Nachtdienst schaut in der letzten Runde vor dem Frühdienst explizit nach Frau Müller. Nach Rücksprache mit der Bewohnerin freut sie sich, wenn sie nach dem Toilettengang morgens mit etwas leiser Lieblingsmusik noch ein bisschen dösen kann.

Der zuständigen Fachkraft war bei Aufnahme aufgefallen, dass Frau Müller schlecht hört und sieht. Hier konnte gemeinsam mit den Angehörigen erfolgreich ein Hörgerät angepasst werden. Eine neue Lesebrille führt dazu, dass Frau Müller nun gerne ab und zu in ihrem Lieblingsbuch kurze Gedichte lesen kann.

Die verantwortliche Fachkraft für Frau Müller hat im benachbarten Wohnbereich eine Bewohner-Patenschaft in die Wege geleitet. Frau Meier ist auch in der Koch- und Näh AG. Beide Damen besuchen sich gegenseitig nach Bedarf. Auch kurze Ausflüge oder Spaziergänge außerhalb der Einrichtung werden organisiert und Mahlzeiten nach Wunsch gemeinsam eingenommen.

2.7 Arbeiten mit dem Skill Mix

Sie sehen es am Beispiel von Frau Müller: Es braucht ein ganzes Team mit unterschiedlichen Qualifikationen, um ihre individuelle und bedarfsgerechte Pflege zu organisieren. Einen echten Skill Mix.

Für den wiederum bedarf es echter Hilfestellungen, damit die richtigen Informationen zum richtigen Bewohner den richtigen Mitarbeiter erreichen. Jetzt sind Sie wieder gefragt, denn Sie müssen diesen Impuls weiterentwickeln, allein und im Team. Testen Sie, seien Sie kreativ, erweitern Sie die Biografiebögen, überlegen Sie sich, ob und wie ein Pflegefokus für Ihren Wohnbereich passen könnte!

Da die Startphase des Skill Mix schon begonnen hat, müssen Sie sich jetzt fragen, wie es in der Realität bei Ihnen konkret aussieht. Wie hat sich Ihre Rolle als Heim-, Pflegedienstleitung, Fach- oder Hilfskraft in Bezug auf die Case- und Caremix-Planung und Umsetzung gefestigt? Haben Sie seit der Umsetzung im Juli 2023 bereits eine Bilanz gezogen?

Wichtig **Skill Mix**

Fragen Sie sich als PDL/QM/Wohnbereichsleitung:

- Haben Sie schon mit der Geschäftsführung die Auswirkung der Personalbemessung besprochen?
- Gibt es schon Auswertungen, ob es funktioniert oder warum nicht? Darüber sollte transparent gesprochen werden!
- Haben Sie einen »Projektplan« mit dem Fokus »Personal- und Organisationsentwicklung«?
- Wissen Sie auf allen Ebenen über die Tätigkeitsfelder Ihrer Mitarbeiter*innen Bescheid?
- Sind Ihre Organisationsstrukturen auf den Wohnbereichen hier schon auf die Option »Skill Mix« angepasst?
- Hat jeder Mitarbeiter sein Rollenverständnis bezogen auf sein Qualifikationsniveau »verinnerlicht« und ist dies klar und eindeutig mit ihm kommuniziert?

Fragen Sie sich als Fachkraft:

- Wie erleben Sie den Skill Mix?
- Wie gelingt Ihnen das Delegieren von Tätigkeiten nach Qualifikationsniveaus?
- Was ist daran praktikabel, was eher nicht?
- Haben Sie darüber auch mit Ihren Kollegen gesprochen?

Fragen Sie sich als Pflegehilfs- oder Assistenzkraft:

- Wie erleben Sie Ihre Dienste und die Arbeit mit den Bewohner*innen?
- Haben Sie nun mehr Zeit als vorher?
- Was wünschen Sie sich von den Fachkräften?
- Können Sie sich bei Bedarf an eine Fachkraft wenden?
- Wie beurteilen Sie die Versorgung der Bewohner*innen in der Einrichtung?
- Haben Sie das »klar kommuniziert«?

2.8 Die Personaleinsatzplanung

Pflege ist wandelbar und so ist es Ihre Einrichtung auch. Es ist Zeit, verkrustete Strukturen aufzubrechen. Machen wir nur einen kurzen Ausflug zu unseren Jüngsten. Wenn Sie Kinder oder Enkelkinder haben, erinnern Sie sich sicherlich an die Wahl des Kindergartens. Offene oder geschlossene Gruppen, gar keine Gruppen, pädagogische Ausrichtung etc. Jede Menge Entscheidungsmöglichkeiten.

Wer sagt eigentlich, dass wir in der stationären Langzeitpflege nicht auch ähnlich denken können? Wie wohnbereichsübergreifend ist neben den Teilhabeangeboten für die Bewohner*innen auch die Personaleinsatzplanung, insbesondere nach Etablierung des Skill Mix? Dazu ist es unerlässlich, alle bisherigen Strukturen zu hinterfragen. Letztendlich ist es genau das, was Demenzdörfer oder Senioren-WG's auf dem Bauernhof bereits gemacht haben.

Sie haben alte Strukturen aufgegeben. Das können Sie auch. Beginnen Sie mit der Ressourcenermittlung bei Ihren Kolleg*innen: Welche Zusatzqualifikationen haben etwa die Fachkräfte? Zu denken ist hier an die Teilbereiche Diabetes, Wundversorgung, Pain Nurse und Palliativversorgung, Pflege bei demenziellen Erkrankungen, enterale Ernährung, Stomaversorgung.

Auf der Leitungsebene ist es doch mehr als sinnvoll, diese Kompetenzen in der Personaleinsatzplanung sinnvoll zu nutzen. Entfernen Sie den bisherigen »Lückenstopffaktor« einer Fachkraft, die in allen Wohnbereichen irgendwie den Schaden begrenzt. Besprechen Sie gemeinsam mit Ihren Wohnbereichsleitungen, welche Ressourcen sie wohnbereichsübergreifend einsetzen.

So wird eine wohnbereichsübergreifende »Visitierung« der Bewohner*innen mit Diabetes, Wunden, usw. möglich. Die selten stattfindenden Arztvisiten können dann strukturierter und dialogbasiert stattfinden. Das ist auch ein guter Schritt als Vorbereitung auf die delegierbare Maßnahmenplanung.

Gleiches gilt für die einjährig ausgebildeten Pflegekräfte, die Assistenz- und Hilfskräfte. Da schlummern mit Sicherheit noch unentdeckte Talente. Mit einer guten Integration von Pflegekräften aus dem Ausland kommen auch noch mal ganz neue Möglichkeiten und Kompetenzen hinzu.

Denken Sie auch an neue Arbeitszeitmodelle. Wenn Sie alle drei Schichten als Grundvoraussetzung für eine Beschäftigung einer alleinerziehenden Mutter voraussetzen, wird diese kompetente Fachkraft nicht zurück in die Pflege kommen. Gelingt es aber, diese Fachkraft mit Weiterbildungen in wichtigen Bereichen in Teilzeit von 9:00–13:00 Uhr einzusetzen, um wohnbereichsübergreifend Biografiearbeit, Wundversorgung und gemeinsame Arztvisiten zu begleiten, wäre doch viel gewonnen.

Mitarbeiter*innen mit niedrigerem Qualifikationsniveau können auf Wohnbereichen mit einer hohen Anzahl an demenziell erkrankten Bewohner*innen Zwischendienste besetzen, z. B. von 17:00–23:00 Uhr und von 04:00–10:00 Uhr.

Alles steht und fällt mit dieser Flexibilität und setzt voraus, dass Sie die Bedürfnisse und Ressourcen sowohl von Bewohner*innen als auch von Ihren Mitarbeiter*innen kennen und nutzen.

Schauen Sie nochmals auf die Abbildung »Maßnahmen und Qualifikationsniveaus« (▶ Abb. 7). Da finden sich die direkten und erweiterten Umgebungen der Bewohner. Binden Sie die Angehörigen mit ein und werden Sie selbst aktiv. Hier eignet sich der wohnbereichsübergreifende Personaleinsatz perfekt.

2.9 Teilhabe und Beschäftigung

Auch im direkten Bewohnerumfeld gibt es viel zu tun. Es ist doch hier ein Zirkelschluss. Je mehr Sie die Bewohner in ihrer Individualität wahrnehmen und »mitnehmen« können, desto mehr Zufriedenheit werden Sie in Ihrem Arbeitsalltag erleben können.

Aus meiner Sicht ist der Grundstein mit einem Skill Mix gesetzt und Sie müssen jetzt den Schalter umlegen und das Beste daraus machen. Ein Mut machendes Beispiel habe ich für Sie.

2.9.1 Hogeweyk® in den Niederlanden

Im 2023 sprach ich mit Jannette Spiering[34]. Bis 2019 war sie Direktorin in Hogeweyk®, einem wegeweisenden Demenzdorf, das zu einer dieser Leuchtturmeinrichtungen gehört, die mittlerweile in der ganzen Welt als Vorlage für eine Neuausrichtung gilt.

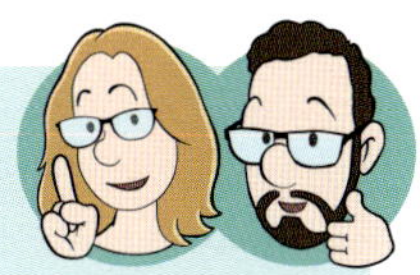

Unser Tipp

Für Interessierte gibt es hier den Link:
https://www.bethecareconcept.com/en/

In Hogeweyk® wird an einer Vielzahl von kleinen Stellschrauben gedreht. Begonnen hat alles in den 1990er Jahren. Heute berät Jannette Spiering rund um die Welt genau jene, die schon bereit sind, in neuen Versorgungsstrukturen zu denken.

[34] Janette Spiering – senior managing advisor/founder The Hogeweyk®, jannette@bethecareconept.com; office at The Hogeweyk®, Heemraadweg 1, 1382 GV, Weesp, Niederlande

Das Ergebnis von Hogeweyk® kann sich sehen lassen: Ein Demenzdorf mit unterschiedlichen Wohnbereichen, die sich auch optisch völlig unterscheiden.

Schon bei der Aufnahme entscheidet die Biografie maßgeblich darüber, in welchem Wohnbereich ein Bewohner aufgenommen wird. Hier bestimmt seine Biografie, was am ehesten passt. Wie hat der Bewohner früher gelebt? Es gibt eine Auswahl von Wohnstilen, vom edlen Wohnbereich mit Kronleuchtern und Porzellantassen über einen eher gemütlichen und optisch völlig anders ausgestalteten Wohnbereich. Ein eigener kleiner Supermarkt, eine eigene kleine Dorfmitte dienen als Treffpunkt der Bewohner*innen. Eine Großküche gibt es nicht. Die Mitarbeiter*innen gehen mit den Bewohner*innen einkaufen, orientiert an den Bedürfnissen der Bewohner*innen.

Natürlich fragte ich Jannette Spiering nach Studien, nach Zahlen und Fakten, die ich Ihnen in diesem Buch so gern vorgestellt hätte. Sie fragte mich im Gegenzug, was mir diese Zahlen denn sagen würden. Für Jannete Spiering sind Zahlen eher unwichtig. Es sind die Ergebnisse, die für sie zählen. Darüber habe ich lange nachgedacht. Wir machen uns in Deutschland viele Gedanken über die Kriterien zur Ergebnisqualität in der stationären Versorgung. Wie ein Bewohner allerdings von diesen Kriterien in der Realität profitiert, welchen Preis er monetär und individuell dafür bezahlt, da erheben wir nicht. Genau dafür aber lohnt sich der Kampf! Wir müssen anders hinsehen, anders zuhören und lauter sprechen.

Jannette Spiering hat erreicht, dass das holländische Gesundheitsministerium 2015 das Projekt »Dignity and Pride« (»Würde und Stolz«) ins Leben gerufen hat.

Unser Tipp

»Dignity and Pride«: https://youtu.be/qA42tAHx8aY. Viele, auch kleine Ansätze aus Hogeweyk® lassen sich ohne große Mühen im Kleinen umsetzen. Denken Sie darüber nach – es lohnt sich.

2.10 Fazit: Durchbrechen Sie alte Strukturen

Seien Sie Baumeister, setzen Sie die Bausteine zusammen und durchbrechen Sie alte Strukturen. Kommunizieren Sie dies, wo es nötig ist und mobilisieren Sie auch Ihre Kolleg*innen.

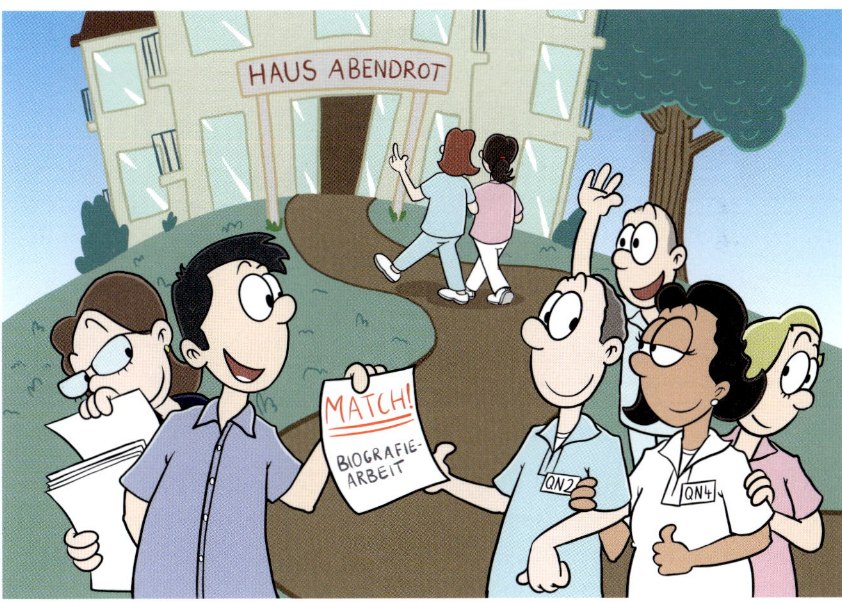

3 Kontrollinstanzen – Fluch oder Segen?

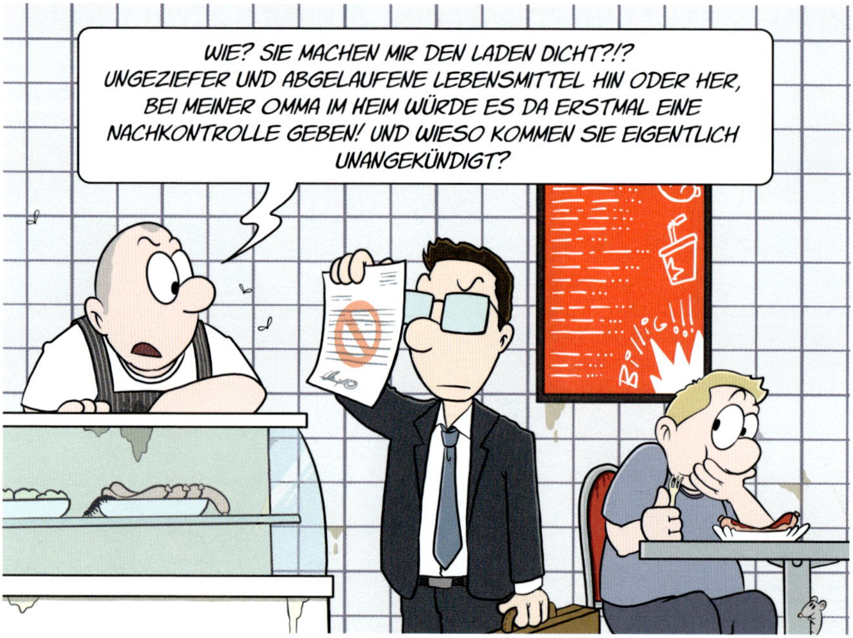
WIE? SIE MACHEN MIR DEN LADEN DICHT?!?
UNGEZIEFER UND ABGELAUFENE LEBENSMITTEL HIN ODER HER,
BEI MEINER OMMA IM HEIM WÜRDE ES DA ERSTMAL EINE
NACHKONTROLLE GEBEN! UND WIESO KOMMEN SIE EIGENTLICH
UNANGEKÜNDIGT?
BILLIG!!!

Welche Erinnerungen, Erfahrungen und Gefühle Sie auch immer rund um Ihre Begegnungen mit der Heimaufsicht und dem Medizinischen Dienst haben: Diese sind wichtig und gehören zum Verständnis des Systemversagens und dem Sumpf, in dem wir uns befinden, dazu.

Die Heimaufsicht aus Ihrer Sicht – für wen ist sie eigentlich da?

- Warum nehmen Sie mögliche Kontrollen eher als Schikane war?
- Wie sehr driften Ihre Arbeitsrealität und die kurze Zeitspanne der Überprüfungen mit allen Vor- und Nachbereitungen auseinander?
- Welcher Druck lastet durch Kolleg*innen oder generell durch Ihren Arbeitgeber oder auch durch Sie selbst auf Ihnen?
- Wie viel Ihres Ärgers und Ihrer Sorgen um diese Kontrollen drehen sich um das Wohl und die Pflege der Bewohner*innen?
- Gibt es anhaltende Verbesserungen nach Mängelfeststellung durch solche Kontrollen?
- Profitieren Mitarbeiter*innen und Bewohner*innen von nach der Kontrolle vorgenommenen Verbesserungen?
- Wenn das nicht der Fall ist: Wissen Sie, woran es liegt?

Einer meiner Aha-Momente – allerdings nicht im positiven Sinn – erlebte ich im März 2023 im bayerischen Landtag. Ich war von der Opposition als Teilnehmerin und Expertin zur Anhörung über die Novellierung des bayerischen Heimgesetzes geladen. So hörte ich Experten darüber sprechen, wie sehr die »Kontrollen« der Heimaufsicht für Misstrauen sorgen. Es war die Rede von der Angst der Mitarbeiter*innen aus der Pflege, sogar von Kündigungsdrohungen nach Heimaufsichtskontrollen. Der allgemeine Tenor: Das könne man sich ja schlicht und ergreifend gar nicht mehr leisten, dass die Mitarbeiter*innen nach schlimmen Prüfungen das Weite suchen. Dieses Misstrauen den Heimen gegenüber, die sich so viel Mühe geben, den Bewohner*innen ein gutes Leben im Heim zu ermöglichen, müsse endlich aufhören. Die Lösung seien mehr Beratung und »angekündigte« Kontrollen. Schließlich würden alle Beschwerdewege für Bewohner*innen, Angehörige und Mitarbeiter*innen bereits bestens funktionieren.

Da saß ich nun, dachte an Schliersee (▶ Kap. 1.1.1) und den vom bayerischen Staatsministerium für Gesundheit, Pflege und Prävention im Jahr 2021 im Landtag in München vorgestellten Bericht, der sachlich feststellte, dass im Jahr 2019 unglaubliche 173 Heime mit schweren Mängeln in Oberbayern ermittelt wurden. So las ich in der Presse[35], dass die nach dem Schliersee-Skandal installierte »Pflege-SOS«-Beschwerdestelle in Bayern seit ihrem Start im März 2022 über 1.080 Meldungen erhielt, von denen 664 als Beschwerden eingestuft wurden.

Ich wusste, dass die Seniorenresidenz Schliersee zwischen April 2020 bis zur Schließung Ende September 2021 zigfach Heimaufsichtskontrollen erlebte, bei denen jedes Mal schwere Mängel festgestellt wurden. Keine der Beschwerden führte zu echten und anhaltenden Verbesserungen für die Bewohner*innen. Das wirft die Frage auf, wie notwendig die Kontrollinstanzen eigentlich sind. Auch viele Zuschriften, die ich erhalte, blasen ins gleiche Horn: *»Die Kontrollen bringen doch eh nichts« – »Schmierentheater« – »Kaum zum Aushalten« – »Auch deshalb bin ich raus der Pflege, das ist doch ein Irrsinn«.*

Aber liegt die ganze Verantwortung für realitätsferne Kontrollen allein bei den Kontrollinstanzen? Ist es nicht eher ein bisschen wie »Ping-Pong« spielen? Da werden für die bekannten Kontrollterminen vorher alle Putzkräfte mobilisiert, die Dokumentationen korrigiert usw. Lassen wir mal die Frage, **warum** das so ist, beiseite. Tatsache ist, **dass** es oft so ist. Das ist eine unangenehme Wahrheit, der Sie sich stellen müssen. Sie lesen ja dieses Buch, weil Sie nach Lösungen suchen, aus diesem Morast herauszukommen.

Die Prüfung verläuft also glimpflich, alles wurde schön hergerichtet, die Heimaufsicht verschwindet wieder, die Probleme aber bleiben. Vielleicht ist es in Ihrer Einrichtung anders? Dann gratuliere ich Ihnen von Herzen! Wenn nicht, müssen Sie dringend nachhaken.

---

[35] https://www.altenpflege-online.net/meldestelle-pflege-sos-ueber-600-mal-wurden-missstaende-gemeldet/?utm_source=newsletter&utm_medium=email&utm_content=Button_https%3A%2F%2Fwww.altenpflege-online.net%2Fmeldestelle-pflege-sos-ueber-600-mal-wurden-missstaende-gemeldet%2F&utm_campaign=AP_NL_20230803

Sie stecken alle in einem Dilemma, ob PDL, Heimleitung, Fachkraft, Pflegekraft oder Hilfskraft. Sie möchten keine weiteren Nachprüfungen. Der Arbeitgeber sitzt Ihnen im Nacken. Sie wollen sich die Heimaufsicht vom Hals schaffen. Aber die Mängel sind vielleicht schwerwiegend und Sie können sie mit Ihrer derzeitigen Personalstruktur nicht mal im Ansatz nachhaltig abstellen und damit v. a. für die Gesundheit der Bewohner*innen etwas ändern. Das ist eine schwierige Situation, allerdings v. a. für die Bewohner*innen, nicht in erster Linie für Sie. Also spielen Sie weiterhin »Ping-Pong«. Es interessiert nur, was auf der Bühne zu sehen ist. Wie es hinter den Kulissen aussieht, soll der Besucher nicht sehen.

Sie wahren die Interessen der falschen Beteiligten: des Heimträgers und letztlich auch des Staates, der seiner Kontrollpflicht nachgekommen ist. Was aber passiert mit den Pflegebedürftigen, um deren Schutz es hier geht? Sie müssen raus aus dem falschen Spiel, Ihren Blickwinkel überprüfen und neu denken.

3.1 Heimgesetz und Heimaufsicht – die Fakten

Warum gibt es eigentlich die Heimaufsicht und was ist ihre Arbeitsgrundlage? Das sind entscheidende Fragen. Alles begann mit dem Heimgesetz (HeimG)[36] vom 1. Januar 1975. Seitdem hat es Weiterentwicklungen gegeben, aber ich möchte zunächst vereinfacht darstellen, worum es eigentlich geht, und warum die Diskrepanzen zwischen Realität und Kontroll-Irrsinn so signifikant und eben nicht hilfreich für die Pflegebedürftigen sind. Dabei ging es doch im HeimG primär um den Schutz der Bewohner*innen im Heim, um die Wahrung ihrer Rechte. Es ging nicht um die Beratung des Trägers oder die Erfüllung staatlicher Kontrollen.

---

[36] https://www.gesetze-im-internet.de/heimg/

Info

§ 2 HeimG – Zweck des Gesetzes

(1) Zweck des Gesetzes ist es,

1. die Würde sowie die Interessen und Bedürfnisse der Bewohnerinnen und Bewohner von Heimen vor Beeinträchtigungen zu schützen,
2. die Selbständigkeit, die Selbstbestimmung und die Selbstverantwortung der Bewohnerinnen und Bewohner zu wahren und zu fördern,
3. die Einhaltung der dem Träger des Heims (Träger) gegenüber den Bewohnerinnen und Bewohnern obliegenden Pflichten zu sichern,
4. die Mitwirkung der Bewohnerinnen und Bewohner zu sichern,
5. eine dem allgemein anerkannten Stand der fachlichen Erkenntnisse entsprechende Qualität des Wohnens und der Betreuung zu sichern,
6. die Beratung in Heimangelegenheiten zu fördern sowie
7. die Zusammenarbeit der für die Durchführung dieses Gesetzes zuständigen Behörden mit den Trägern und deren Verbänden, den Pflegekassen, dem Medizinischen Dienst der Krankenversicherung sowie den Trägern der Sozialhilfe zu fördern.

(2) Die Selbstständigkeit der Träger in Zielsetzung und Durchführung ihrer Aufgaben bleibt unberührt.*

* https://www.gesetze-im-internet.de/heimg/

Das HeimG stellte die Würde, die Interessen der Heimbewohner*innen, ihre Wohn/Betreuungsqualität und ihr Recht auf Selbstständigkeit und gesellschaftliche Teilhabe unter Schutz.

Info

Der Arbeitsauftrag der Heimaufsicht nach dem HeimG

Der Arbeitsauftrag der Heimaufsicht bestand in der Kontrolle, ob die Inhalte des HeimG zum Schutz der Pflegebedürftigen umgesetzt werden. Es bestand sogar eine Handlungsverpflichtung, wenn grobe Verstöße festgestellt werden: *»Das Heimgesetz (HeimG) ist ein Schutzgesetz für die Bewohnerinnen und Bewohner. Zugleich bietet es für die Träger der Heime verlässliche gesetzliche Rahmenbedingungen. Die Heimaufsichtsbehörden haben den gesetzlichen Auftrag, den Zweck und die dazu erlassenen Schutzbestimmungen des Heimgesetzes umzusetzen.«**

* https://www.bmfsfj.de/resource/blob/79098/d2914ce529e49f90ad807e4270d33b8b/handbuch-heimaufsicht-zusammenfassung-data.pdf

Im HeimG dominierten Fürsorgepflicht und ordnungsrechtliche Aspekte. Im Gegensatz zum Medizinischen Dienst (MD), bei dessen Kontrollen es sich um leistungsrechtliche Überprüfungen handelt. Das war einmal ...

3.1.1 Heimgesetzgebung – seit 2006 eine Sache der Bundesländer

Die Föderalismusreform von 2006 schaffte das HeimG ab. Jedes Bundesland hat seither sein eigenes Heimgesetz, mit unterschiedlichen Definitionen von baulichen Anforderungen, mit unterschiedlich definierten Qualitätsmaßstäben, unterschiedlichen Personaluntergrenzen (wobei der neue Personal-Skill Mix noch nicht berücksichtigt ist).

Die länderspezifischen Heimaufsichten werden unterschiedlich benannt und sind in den Bundesländern an verschiedenen Stellen angesiedelt. So ist die Heimaufsicht in zehn Bundesländern eine Landesbehörde, in sechs Bundesländern ist sie in den Kreis- oder Kommunalverwaltungen angesiedelt. In manchen Bundesländern fällt sogar die ambulante Pflege unter die Heimaufsichtskontrolle, in anderen nicht. Einige Bundesländer nahmen Prävention und Gesundheitsfürsorge für die Pflegebedürftigen verpflichtend für stationäre Einrichtungen auf, andere nicht.

Außerdem gibt es seit Oktober 2009 das Wohn- und Betreuungsvertragsgesetz (WBVG) als neues Bundesgesetz für das zivilrechtliche Heimrecht. Dies umfasst insbesondere die Ausgestaltungen von Heimverträgen, Entgelterhöhungen, Zulässigkeiten von Vertragsänderungen und Kündigungsrecht. Somit waren alle Bundesländer von 2008 bis 2014 fleißig dabei, bundesländerspezifische eigene Heimgesetze zu erlassen. Damit verlor das Bundes-Heimgesetz seine Gültigkeit, seine Strahlkraft und wir alle die Chance auf eine bundeseinheitliche Regelung.

Trotzdem haben viele Bundesländer ihre eigenen Heimgesetze vorwiegend mit den Inhalten des Bundesgesetzes gefüllt. Das ist die gute Nachricht. Die gilt aber nur solange, sofern sich die jeweilige Heimaufsicht auch an diese ureigene Aufgabe – den Schutz der Pflegebedürftigen – erinnert. Sie als Mitarbeiter*innen in der Pflege könnten hier echte Hilfestellungen leisten. Aber dazu später (▸ Kap. 4.2).

Info

Ein Bundesland – ein Heimgesetz

Jedes Bundesland ist nicht nur für die Ausgestaltung des eigenen Heimgesetzes zuständig, sondern entscheidet auch über sämtliche ordnungs- und fürsorgerechtlichen Aspekte. Da geht es um Festlegung und Überprüfung der Qualitätsstandards im Heim, um bauliche Gegebenheiten, Personalausstattung, Pflege-und Lebensqualität sowie das Recht auf Teilhabe.

Ich halte diese unterschiedlichen Regelungen für höchst fragwürdig, sollte es hier doch um den Schutz für Pflegebedürftige und um wichtige Dinge wie Grundbedürfnisse, Würde und Lebensqualität gehen. Für die Erfüllung und Wahrung dieser Bedürfnisse sind Sie mitverantwortlich. Stattdessen ist es Glückssache, in welchem Bundesland ein Pflegebedürftiger lebt bzw. in welchem Bundesland Sie arbeiten.

Dennoch ist in allen Bundesländern der Zweck des Heimgesetzes[37] fast unangetastet geblieben. Genau deshalb sollte das »Ping-Pong«-Spiel nicht mehr länger stattfinden.

3.1.2 Regel- oder Anlassprüfung

Blicken wir etwas tiefer in die Arbeitsstruktur der Heimaufsicht, um zu verstehen, warum Ihr Engagement rund um die Kontrollen anders werden muss.

Info

Prüfungsszenarien der Heimaufsicht

Jede Einrichtung soll 1 x jährlich einer Regelprüfung unterzogen werden. Sind Auffälligkeiten vorhanden, gibt es Nachprüfungen. Bei konkreten Beschwerden, z. B. anonym durch Mitarbeiter oder »mit Namen und Gesicht« oder durch Angehörige, erfolgen »anlassbezogene« Überprüfungen.

Wie so oft gibt es Unterschiede in der personellen Besetzung der Heimaufsicht. Ich habe leider häufig verwaltungslastige Prüfungen erlebt, statt Überprüfungen der tatsächlich vorhandenen pflegerischen Fachkompetenzen, um einen Versorgungsmangel auch nach Ernsthaftigkeit und Dringlichkeit der Intervention einschätzen zu können.

---

[37] https://www.biva.de/deutsches-pflegesystem/gesetze/laender-heimgesetze/

Es wird Sie kaum überraschen, dass auch in der Heimaufsicht der Personalnotstand wütet und Heime gar nicht regelmäßig überprüft werden können.[38]

Neben dem Personalmangel in der Heimaufsicht und den bundesländerspezifischen Unterschieden bleibt insbesondere die Frage nach der sofortigen Handlungsfähigkeit im Ernstfall, also bei klarer Gefährdung von Leib und Leben der Bewohner*innen und bei schwerwiegenden Pflege-, Hygiene- und Versorgungsmängeln. Es ist von immenser Wichtigkeit, dass diese Mängel erkannt werden können und nicht vertuscht werden. Vertuschung als vermeintlicher Loyalitätsdienst für Ihren Arbeitgeber oder Ihre Kolleg*innen, aus Angst, die mangelhafte Pflege, könnte allein Ihnen als Verantwortliche (▶ Kap. 4) angelastet werden.

3.1.3 Machen Sie Schluss mit dem Vertuschen

Das Vertuschen der Missstände in stationären Einrichtungen kann und wird nicht dazu führen, dass es den Pflegebedürftigen besser geht. Stellen wir uns den Realitäten: Sie müssen beim groben Verfehlen von guter Pflege und viel zu oft nicht mal im Ansatz erfüllter Grundrechte der Pflegebedürftigen klarer und ehrlicher kommunizieren.

Das bedeutet ganz konkret:

- eben nicht die Bewohnerin mit den katastrophalen Wundverhältnissen vor der Kontrolle schnell ins Krankenhaus einweisen, damit die Heimaufsicht nichts sieht,
- eben nicht schnell die erfundenen Gewichte und Vitalparameter nachtragen und Pflegeberichte »schönen«,
- eben nicht den Fachkräften obliegenden Tätigkeiten nachträglich abhaken, obwohl sie seit Tagen von ungelernten Kräften »irgendwie« oder gar nicht durchgeführt wurden.

---

[38] https://www.ndr.de/fernsehen/sendungen/hamburg_journal/Pflege-Missstand-Heimaufsicht-kommt-nicht-hinterher,hamj137698.html

Die Angst vor der Heimaufsicht treibt mitunter seltsame Blüten. Ein anonymer Briefschreiber teilte mir mit, dass Pflegeteams auf eigene Kosten Lebensmittel für die Bewohner*innen einkauften. Der Träger hatte da über einen langen Zeitraum zu wenig und teilweise ungenießbares Essen bereitgestellt. Als nun die Heimaufsicht zur angekündigten Kontrolle kam, standen wie durch Zauberhand Obstteller in den Aufenthalts- und Essbereichen auf den Etagen. In den Kühlschränken fanden sich leckere Joghurts.

Ich stelle hier nicht die Schuldfrage. Aber die beteiligten Pflegekräfte müssen sich fragen lassen, warum Sie die Mängel ihres Trägers ausbügeln, und welchen Nutzen die Pflegebedürftigen davon haben. Was bringt das kurzfristige Vertuschen, wenn doch alles wieder beim Alten ist, sobald die Heimaufsicht die Einrichtung verlassen hat? Was bringt es, wenn die Heimaufsicht zwar Mängel feststellt, aber auch betont, »Bemühungen des Trägers sind erkennbar« oder »es sind zwar noch Mängel vorhanden, aber die Einrichtung ist auf einem guten Weg«?

Wie wäre es, wenn die Realitäten stattdessen klar benannt werden? Wenn nichts entschuldigt und nichts beschönigt wird? Überspitzt gesagt: Die Pflegekräfte hätten der Fachkraft von der Heimaufsicht doch mal das Essen servieren können, das die Pflegebedürftigen erhalten. Selbstverständlich hätte eine Gefährdungsanzeige (▶ S. 146 f.) schon lange vorher vorliegen müssen.

Wie wäre es, wenn die QM-ler*in, die teilweise für bis zu sechs Einrichtungen gleichzeitig zuständig sein soll, ehrlich darlegt, wie die Situation ist?

Wie wäre es, wenn die Kollegin, die beherzt eine »anonyme« Meldung bei der Heimaufsicht macht, nach Bekanntwerden ihrer Identität nicht sofort entlassen würde? Wenn sich die Kolleg*innen stattdessen mit ihr solidarisieren?

Nur wenn ehrliche Fakten und Tatsachen auf den Tisch kommen, werden die geschönten Inszenierungen verdrängt und alle Entscheiderebenen geraten unter Druck. Sie müssen akzeptieren, dass die Neuausrichtung in der Versorgung der Pflegebedürftigen unumgänglich ist.

Denken Sie an die Niederländer und ihr Programm »Dignity and Pride« (▶ Kap. 2.9.1). Das ist ein politisch gestütztes und finanziertes Programm, das letztlich auch durch den Druck unserer niederländischen Pflegekolleg*innen entstanden ist. Wir brauchen diese Entschlossenheit und diesen Schulterschluss auch in Deutschland!

Solange abgesprochene und angekündigte Kontrollszenarien und gefälschte Pflegealltagssituationen überwiegen, wird auf Länder- und Bundesebene nichts passieren. Dann bleibt es bei den Anhörungen in der Politik, bei denen sich die Entscheider für ihre gut funktionierenden Kontrollinstanzen loben und das genauere und vor allem unangekündigte Hinsehen – was ja im Sinne des Pflegebedürftigen wäre – weiter reduzieren oder gar unterbinden wollen.

Holen Sie die politischen Entscheider aus ihrem Wolkenschloss. Stoppen Sie die surrealen Pflegeinszenierungen für die Kontrollen. Zeigen Sie endlich auf, wieso die Heimaufsicht in so vielen Fällen schon zu lange ein »zahnloser Tiger« ist.

Eine Veränderung wird keinesfalls leicht werden, das hat mich nicht nur der Skandal um die Seniorenresidenz Schliersee gelehrt. Trotzdem bin ich davon überzeugt, dass der einzig richtige Weg über die Transparenz und ehrliche Kommunikation führt. Nur so können Sie den Druck von sich nehmen und ihn auf Entscheiderebene übertragen.

Je mehr Pflegekräfte so handeln, umso schneller werden die kurzen Berichte über Pflegemissstände durch Artikel und Nachrichten durch echte Reformen ersetzt. Sie können die Geschwindigkeit der Veränderung maßgeblich mitbestimmen.

Im Sommer 2023 erhielt ich zwei weitere von immer mehr werdenden verzweifelten Anrufen von Angehörigen katastrophal versorgter Pflegebedürftiger. In beiden Fällen hatten die Angehörigen alle von der Politik gepriesenen Beschwerdemechanismen innerhalb und außerhalb der Einrichtungen in Anspruch genommen. Geholfen hatte das nicht. Weder Beschwerden bei Heim- und Pflegedienstleitung, bei der Heimaufsicht noch beim bayerischen Pflege-SOS.

Auf die so dringend benötigte Unterstützung, vor allem für die Pflegebedürftigen, die schon erhebliche Schäden, Schmerzen und anhaltendes Leid erfahren hatten, hofften die Angehörigen vergeblich. Die Verzweiflung und Hilflosigkeit dieser Menschen und der Zeitraum ihres Leids war und ist bis heute für mich nur schwer zu ertragen. Es sind eben nicht »bedauerliche Einzelfälle« in einem System, das auf »einem guten Weg« ist. Viel eher regieren Sorgen. Man will den Mitarbeiterstamm nicht gefährden. Man möchte keine Kündigungen riskieren. Noch viel weniger unangekündigte Kontrollen und die Belastung, die das für die Mitarbeiter*innen darstellt.

All dies geschieht auf dem Rücken der geschädigten Pflegebedürftigen. Es geschieht leider nicht nur in privat geführten Heimen und in Einrichtungen, die zu großen Ketten gehören. Schlechte Pflege findet sich nicht nur in Einrichtungen, die von Private Equity-Gesellschaften geführt werden. Dieses Argument begegnet mir immer wieder, doch es stimmt nicht.

3.1.4 Prüfen Sie selbst die Prüfkriterien

Ihre Ehrlichkeit in der Transparenz des echten Pflegealltages können Sie auch zur Anpassung der Prüfkriterien einsetzen. Das muss definitiv passieren, sonst werden die Absurditäten aus Realitäten und Überprüfungen immer weiter zunehmen.

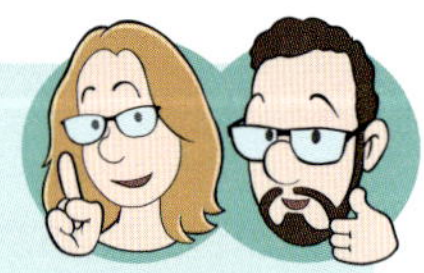

Unser Tipp

Schauen Sie sich mal so einen Prüfkatalog genauer an. Der zurzeit aktuellste Prüfkatalog stammt aus Berlin und gilt seit dem 1. März 2023: https://www.berlin.de/lageso/_assets/soziales/publikationen/wtg-pruefrichtlinien_ab_01032023.pdf

Als nächsten Schritt stellen Sie jetzt solche Prüfkataloge, Ihre Erfahrungen und die aktuelle Situation rund um die stationäre Langzeitpflege auf allen Ebenen gegenüber. Folgendes muss passieren:

- Die Heimaufsicht muss zügig strukturell anders aufgestellt werden, v. a. muss sie handlungsfähiger werden und Missständen anders begegnen, als das derzeit der Fall ist. Je konsequenter Sie als einzelne im Leitungsteam, als Auszubildende, als Pflegeteam oder einzelne Pflegekraft die Heimaufsicht mit den ungeschönten Realitäten konfrontieren, desto eher besteht eine Chance auf Adaption an die jetzigen Gegebenheiten.
- Alle beteiligten Akteure aus der Pflege, also auch die Leitungsebene und die verantwortliche Geschäftsführung, müssen neben der Neuausrichtung in der stationären Langzeitpflege auch den Umgang mit gemeldeten Missständen grundlegend verändern. Das beinhaltet natürlich, dass dies weder in Kontrollwahn unter den Kolleg*innen noch in Vertuschungswettbewerben ausartet
- An dieser Stelle möchte ich anmerken, dass eine Behörde nur schwerlich den immer wieder so stark betonten »Beratungsauftrag« wahrnehmen kann, und gleichzeitig sanktionieren und/oder Auflagen erlassen soll, eventuell Berufsverbote aussprechen, Aufnahmestopps oder gar das Schließen der Einrichtung erlassen soll.

- In einem Bereich, in dem durch richtige oder falsche und schlechte Arbeit in der Pflege über das Leben und Sterben unserer Mitmenschen entschieden werden kann, darf es im Ernstfall keine bürokratielastigen Fristsetzungen und Zeit für Stellungnahmen geben. Da muss eine Soforthilfe für den Pflegebedürftigen und nicht für die Einrichtung erfolgen.

Ich erinnere mich an die Aussage eines Mitarbeiters der Heimaufsicht: *»Wenn Du hier lange genug arbeitest, weißt Du, dass Du nichts ändern kannst. Das System kann so nicht funktionieren – und alle wissen das. Mit den Jahren erträgst Du das dann einfach irgendwann.«* Das ist eine resignierte Haltung, die wir uns nicht mehr leisten können. Genauso wenig wie Heimleitungen, PDL's und QMler, die mit ihrer Laienspielschar dafür sorgen, dass diese Kontrollen überhaupt nicht die Realität auf den Wohnbereichen widerspiegeln.

Es gibt so viele Angehörige und Betroffene, deren Hoffnung aus ihrer Sicht in der Einschaltung der staatlichen Kontrolle besteht – und zerstört wird. Sie vertrauen darauf, dass sich für ihre zu Pflegenden etwas verbessert, weil die vorherigen Beschwerdewege versagt haben.

3.1.5 … damit die Realität nicht so bleibt

Weil manche Heimaufsichten in den Kommunen angesiedelt sind, kennen sich Mitarbeiter*innen der Heimaufsicht und Einrichtungsleitungen oft recht gut. Das lässt zumindest daran zweifeln, ob wirklich jede Beurteilung neutral verläuft. Hinzu kommt, dass viele Prüfungen lange im Voraus angekündigt werden. Durch eine intensive »Vorarbeit« (inkl. Fälschen von Pflegeberichten, Aufräumaktionen, Medikamenten- und Gewichtsverlaufsprotokollen etc.) ist das Ergebnis vielfach vorhersehbar.

Die Heimaufsicht stellt keine Mängel fest, Heim- und Pflegedienstleitungen spendieren für die fleißigen Mitarbeiter*innen eine Runde Kaffee und Kuchen. Erleichterung auf allen Gesichtern.

Zurück bleiben die Pflegebedürftigen und ihre verzweifelten Angehörigen. Sie sehen keinen Ausweg, trauen sich einen Heimwechsel nicht zu, sind finanziell am Limit etc. Zurück bleiben die Mitarbeiter*innen, die diese Täuschungen eigentlich gar nicht mitmachen möchten, weil Sie wissen, wo die wahren Fehler liegen. Genau das geschieht immer und immer wieder.

Lassen Sie es mich an einem konkreten Fall schildern. Es ging um bestehende Mängel und eine Nachkontrolle während der Corona-Pandemie.

Frau Schnieder[39], eine kachektische Bewohnerin, mit einem dokumentierten und gravierenden Gewichtsverlust sowie einem insgesamt schlechten pflegerischen Zustand wird bei der Begehung einer Einrichtung im Gemeinschaftsraum vorgefunden. Sie wird in ihrer Anwesenheit mit dem lapidaren Satz »Die ist palliativ« bezeichnet. Als Teilnehmerin der Begehung höre ich den Satz und sehe folgende Szene:

Eine Hilfskraft will Frau Schnieder mit einem großen Suppenlöffel den Mund öffnen, um ihr dann einen offensichtlich kalten und undefinierbaren Haferschleim einzugeben. (Nebenbei bemerkt. Die bereits vor vier Wochen verordnete hochkalorische Trinknahrung ist noch immer nicht bei Frau Schnieder angekommen, trotz bereits erfolgter Ermahnung).

Frau Schnieder laufen Tränen über die Wange, Ihr stilles Leid ist nicht zu übersehen. Ich will diese Situation sofort beenden und frage die Mitarbeiterin nach einem kleinen Löffel. »Die gibt es hier nicht«, antwortet die Mitarbeiterin, »und Frau Schnieder will sowieso nichts mehr essen.«

Ich halte die Hilfskraft von weiteren Versuchen mit dem Suppenlöffel ab und schließlich gelingt es einem Fachkollegen, mir einen kleinen Löffel zu besorgen. Als ich Frau Schnieder diesen mit etwas flüssiger Butter und Erdbeermarmelade (etwas anderes war nicht da) reiche, sie ruhig anspreche und tröste, nimmt sie tatsächlich die ganze Portion Löffel für Löffel zu sich. Am Ende nimmt sie meine Hände und sagt leise: »Danke, Sie schickt der Himmel.«

---

[39] Name geändert

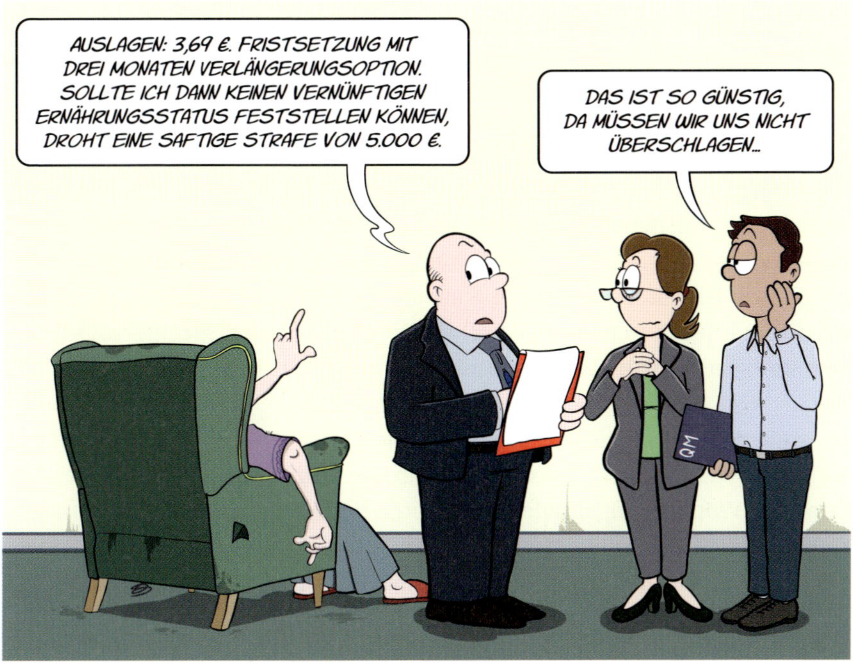
AUSLAGEN: 3,69 €. FRISTSETZUNG MIT DREI MONATEN VERLÄNGERUNGSOPTION. SOLLTE ICH DANN KEINEN VERNÜNFTIGEN ERNÄHRUNGSSTATUS FESTSTELLEN KÖNNEN, DROHT EINE SAFTIGE STRAFE VON 5.000 €.
DAS IST SO GÜNSTIG, DA MÜSSEN WIR UNS NICHT ÜBERSCHLAGEN...
QM

Der »Sachverhalt« wurde bei der Überprüfung festgehalten und durch Anwesende der Begehung protokolliert. Im späteren Bescheid über die Prüfung wurde der schriftliche Beratungsauftrag der Heimaufsicht in einer Art »Informationsabsatz« umgesetzt. Zunächst wurde dort die dramatische Gewichtsentwicklung der Bewohnerin schriftlich festgehalten. Dann folgte der »Beratungsauftrag«. Darin wurde die Wichtigkeit der Nahrungs- und Flüssigkeitsaufnahme in der Versorgung pflegebedürftiger Menschen erklärt, als Grundbedürfnis definiert und als »zentrale Rolle« für Wohlbefinden und Gesundheit hervorgehoben.

Im weiteren Verlauf folgten dann Impulse dahingehend, dass Menschen mit Einschränkungen in ihrer Selbstständigkeit auf Hilfe angewiesen seien und daher besonderen Unterstützungsbedarf hätten. Außerdem gab es hilfreiche Arbeitsanregungen, dass Mitarbeitende anregende und unterstützende Hilfestellungen für die Pflegebedürftigen leisten sollten und diese als wichtige Impulse von »zentraler Bedeutung« für die Pflegebedürftigen seien.

Bei Nichterfolgen bzw. Ausbleiben dieser adäquaten Maßnahmen könne die Gefahr einer Mangelernährung bestehen, mit damit einhergehenden zahlreichen Gesundheitsrisiken, die die Genesung verzögern, hinauszögern oder die Pflegeabhängigkeit verstärken könnten.

Zum Abschluss des Beratungsabsatzes folgte der Hinweis, dies gelte natürlich für alle Bewohner*innen mit unterschiedlichem Hilfebedarf und Ernährungsstatus. Ebenso gab es den Hinweis, dass das Unterlassen der adäquaten Hilfestellung bei der Nahrungsaufnahme bei Risikopatient*innen/Bewohner*innen zu drastischen Gesundheitsverschlechterungen mit »existenzbedrohlichen« Folgen führen könne.

Im weiteren Verlauf des Bescheides fand sich die Androhung von Strafzahlungen bei weiterer Missachtung bei der nächsten Nachprüfung in drei weiteren Wochen. Im Bereich der weiter bestehenden Mängel bei »Nahrungs- und Flüssigkeitsaufnahme« drohte dem Träger ein Zwangsgeld von 5.000 Euro. Der Fall selbst kostete 500 Euro, die Auslagen für die Heimaufsicht betrugen 3,68 Euro.

Sie sind fassungslos? Das war ich auch. Welche Fachkraft braucht Belehrungen oder Beratungen dieser Art? Wo blieb die Soforthilfe für Frau Schnieder? Wo war die Frage danach, wie lange sich diese inakzeptable Versorgung schon hinzog?

Als Zwangsgeld für langsames Verhungern mit Ansage wurden 5.000 Euro angesetzt, als »Strafzahlung für den Träger bei Zuwiderhandlung«.

Fazit

Es liegt an Ihnen, wie Sie als Pflegefachpersonen jetzt, heute und in Zukunft mit solchen Situationen umgehen möchten.

Wünschenswert wäre doch hier, an Frau Schnieder mit samt ihrer Biografie, ihren Angehörigen und ihrer Lebensgeschichte zu denken. Die Liste der Verstöße bei ihrer pflegefachlichen Versorgung ist lang, zu lang.

Können wir es wirklich weiter hinnehmen, dass die Pflegeversicherung ungekürzte und ungeprüfte Beiträge an den Heimträger zahlt? Ist es rechtlich einwandfrei, dass Angehörige oder Sozialkassen Zusatzkosten fleißig und regelmäßig bezahlen (müssen), wenn weder die Pflege noch die Versorgung stimmen?

Bei Frau Schnieder stimmte das Verhältnis zwischen erbrachter »Leistung« rund um die Pflege und Betreuung und monatlich zu zahlenden Beträgen ganz und gar nicht.

Es macht mich sprachlos, wie das Leid von Bewohner*innen in »Zwangsgelder« übertragen wird. Ob da die »Beratungsabsätze« der Heimaufsicht etwas erreichen konnten und die Mitarbeiter*innen sich diese »Hilfestellungen und Empfehlungen« tatsächlich durchlesen und praktisch umsetzen, überlasse ich Ihrer Bewertung.

Frau Schnieder ist inzwischen verstorben. Wie lange sie noch gewaltsam mit zu großen Löffeln gefüttert wurde, oder ob sie überhaupt adäquat versorgt wurde, ob sie auch in anderen Bereichen am Ende ihres Lebens leiden musste, kann ich nicht beantworten. Genauso wenig wie die Frage, inwieweit ihre Angehörigen das erfahrene Leid realisiert haben. Alle Rechnungen wurden jedoch pünktlich und anstandslos bezahlt.

Info

Grundrechte haben keine Mindesthaltbarkeitsdauer

Pflege- und Versorgungsmängel sind grobe Verstöße gegen Artikel 1 Grundgesetz und viele andere Regeln, z. B. aus der Charta für Menschenrechte, oder dem ICN-Ethikkodex oder unseren pflegeethischen Grundprinzipien.

Schon ein kurzer Blick auf den ersten Satz »Die Würde des Menschen ist unantastbar« reicht. Schauen wir uns den aus meiner Sicht noch wichtigeren zweiten Satz an. »Sie zu achten und zu schützen ist Verpflichtung aller staatlichen Gewalt.«

Von einer Mindesthaltbarkeitsdauer ist dagegen nichts zu lesen. Auch nicht, dass Menschen, die in ein Altenheim einziehen, ihre Grundrechte an der Tür abgeben müssen.

Lücken im System ermöglichen es übrigens, dass durch einen Trägerwechsel (plus Umbenennung in eine neue GmbH) zuvor bestehende Mängellisten der Heimaufsicht auf null gesetzt werden. Neue Träger, neues Glück und das bei gleichem Personalstamm und gleichen Bewohner*innen!

Selbst Bundes-Gesundheitsminister Karl Lauterbach sagte auf Nachfrage von Günther Wallraff, dass zeitweise nicht mehr nachvollziehbar wäre, wie schnell solche Trägerwechsel und Umbenennungen privat geführter Heime vollzogen würden und dass auch die staatlichen Kontrollinstanzen hier an ihre Verständnis- und Nachvollziehbarkeitsgrenzen stoßen.

Aber es zeigt die Dringlichkeit einer Veränderung. Wir brauchen Reformen im Bereich der Heimaufsicht und dringend unbürokratische Handlungsfähigkeiten vor Ort!

3.1.6 … sondern das Menschenrecht siegt

Deutschland ist kein Unrechtsstaat. Ganz im Gegenteil. Deutschland ist Mitglied im Europarat. Deutschland ist Mitglied bei den Vereinten Nationen. Am 30. Oktober 2020 feierte die Europäische Menschenrechtskonvention ihren 70. Geburtstag. 1953 trat sie in Kraft und Deutschland hat sich zu ihrer Einhaltung verpflichtet:

- *»Das Recht jedes Menschen auf Leben wird gesetzlich geschützt.*
- *Niemand darf … unmenschlicher oder erniedrigender Behandlung oder Strafe unterworfen werden.*
- *Jede Person hat das Recht auf Freiheit und Sicherheit.«*[40]

Viel zu wenig bekannt, aber trotzdem sehr aktiv ist das **Institut für Menschenrechte** in Deutschland. Nach meinen Erlebnissen in der Seniorenresidenz Schliersee hatte ich mich explizit nach Hilfemöglichkeiten umgesehen und auch Menschenrechtsorganisationen kontaktiert. So landete ich irgendwann beim Institut für Menschenrechte.

Gegründet wurde es am 8. März 2001. Es arbeitet als nationale Menschenrechtsinstitution mit Hauptsitz in Berlin und beschäftigt ca. 90 Mitarbeiter*innen. Finanziert wird es über den Bundeshaushalt. Seine Arbeitsgrundlage ist das Gesetz über die Rechtsstellung und Aufgaben des Deutschen Instituts für Menschenrechte (Abkürzung DIMRG[41]), das am 23. Juli 2015 in Kraft trat. Das Deutsche Institut für Menschenrechte e. V. legt u. a. dem Deutschen Bundestag jährlich einen Bericht über die Arbeit der Institution sowie die Entwicklung der Menschenrechtssituation in Deutschland vor, zu dem der Deutsche Bundestag Stellung nehmen soll. Diese Berichte sind spannend und in jedem Fall lesenswert! Sie legen nämlich den Finger in die Wunde: *»Ältere Menschen stehen wie alle anderen Menschen unter dem Schutzbereich der internationalen und europäischen Menschenrechtsverträge (etwa UN-Zivilpakt, UN-Sozialpakt, UN-Behindertenrechtskonvention oder Europäische Menschenrechtskonvention, EMRK). Erwähnt werden sie jedoch nicht (etwa als Diskriminierungskategorie).*

---

[40] https://www.echr.coe.int/documents/d/echr/convention_deu

[41] https://www.gesetze-im-internet.de/dimrg/BJNR119400015.html

Bisher gibt es keine internationale Konvention, die sich explizit mit den Rechten Älterer befasst, wie es diese etwa für Frauen, Kinder oder Menschen mit Behinderungen gibt. Dass hier eine Schutzlücke besteht, haben internationale und europäischen Gremien sowie eine Vielzahl von Staaten – unter anderem auch Deutschland – zuletzt vermehrt anerkannt.«[42]

Ich halte fest: »Anerkannt« ist diese Schutzlücke schon längst.« Und hier kommen Sie wieder ins Spiel. Ob der nächste Menschenrechtsbericht des Instituts schärfer und mit klaren Zahlen und Beispielen einen höheren Druck auf die Bundesregierung ausüben kann, hängt auch von Ihnen ab! Dazu müssen Sie viel größer und weit über die »Überlastungsanzeigen« und »Kündigungswünsche« hinausdenken. Übrigens hilft es sehr, mit den Mitarbeiter*innen des Instituts ehrlich über die Realitäten am eigenen Arbeitsplatz zu sprechen. Ich habe das selbst erlebt. Bilden Sie Allianzen mit Kolleg*innen, mit betroffenen Angehörigen, wenn Sie sich allein nicht trauen. Sie haben alle das gleiche Ziel.

Nach dem Schliersee-Skandal bekam ich vom Institut noch die Antwort, dass ich unbedingt am Thema »dranbleiben« solle.

Menschenrechtsorganisationen antworteten mir schriftlich, dass die Altenpflege leider noch nicht auf der Agenda eben dieser Menschenrechtsorganisationen stehe und sie mir deshalb noch nicht »aktiver« helfen könnten. Es kommt darauf an, dass Sie diese Organisationen mit Ihren Erfahrungen, Zahlen und Fakten fluten. Nur dann steigt der Handlungsdruck. Wir brauchen einen Sturm, um eine Veränderung in Gang zu setzen.

---

[42] Institut für Menschenrechte (2022): Entwicklung der Menschenrechtssituation in Deutschland Juli 2021–Juni 2022. S. 87 f.

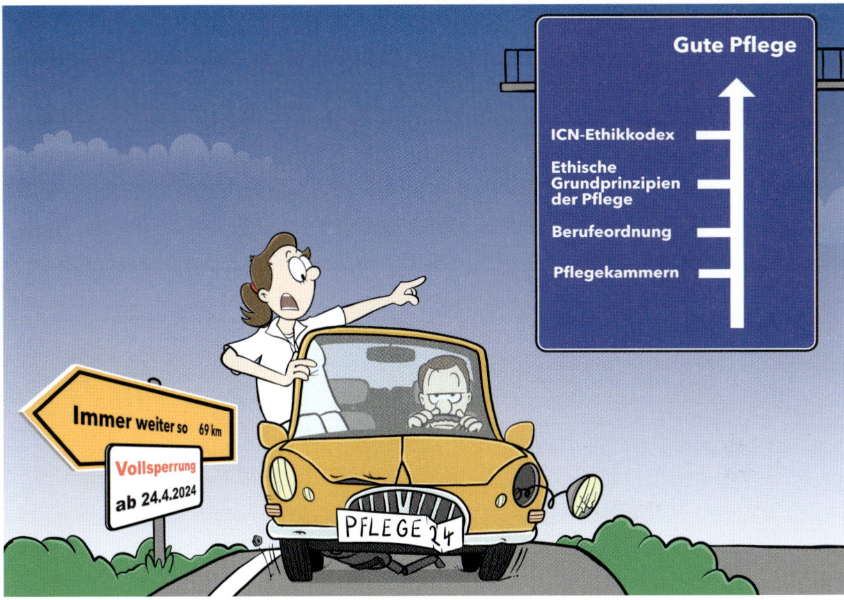

3.2 Fazit: Ändern Sie Ihre Fahrtrichtung

Wir halten uns im Moment an eine einzige Verkehrsregelung: »Weiter so«. Dabei sollte das Ziel eigentlich »Gute Pflege« lauten und von der entfernen wir uns immer weiter. Dabei verpassen wir den richtigen Abzweig, der uns zurückführt zu einer menschenwürdigen, ethischen und wertschätzenden Pflege.

Über die Grundlagen verfügen wir seit langem. Da sind die vier Grundpfeiler (▶ Abb. 8) aus dem ICN-Ethikkodex, 1953 vom International Council of Nursing verabschiedet, zuletzt 2021 überarbeitet[43]. Die Frage ist, wie oft Sie diese Grundpfeiler aktiv für das Wohl der Ihnen anvertrauten Pflegebedürftigen anwenden, wenn es um den Alltag des Pflegebedürftigen oder auch

[43] ICN Ethikkodex für Pflegefachpersonen – überarbeitet 2021: https://www.wege-zur-pflege.de/fileadmin/daten/Pflege_Charta/Schulungsmaterial/Modul_5/Weiterfu%CC%88hrende_Materialien/M5-ICN-Ethikkodex-DBfK.pdf

den Umgang mit Kontrollinstanzen geht: im Gespräch mit den Pflegebedürftigen selbst, verzweifelten Angehörigen und Kollegen – vielleicht auch in Ihrer eigenen Reflexion? Der Ethikkodex enthält u. a. die Aufforderung, als Pflegefachkräfte die Inhalte des Kodex neben der Einhaltungsverpflichtung für sich selbst auch zu verbreiten. Auch die Wahrung der Menschenrechte findet sich hier bereits in der Präambel: *»Der Pflege inhärent ist die Achtung der Menschenrechte, einschließlich der kulturellen Rechte, des Rechts auf Leben und Wahlfreiheit, das Recht auf Würde und respektvolle Behandlung.«*

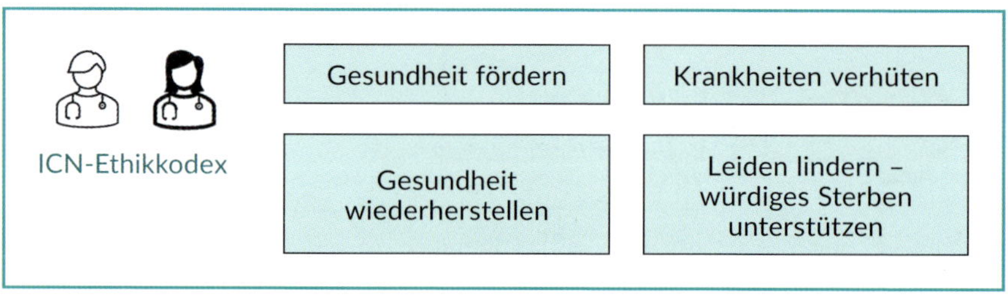

Abb. 8: Der ICN-Ethikkodex.

Vielleicht erinnern Sie sich an die vier ethischen Grundprinzipien der Pflege nach Beauchamp und Childress[44]: Finden Sie diese Prinzipien an Ihrem Arbeitsplatz wieder, wenn Sie an die Pflegebedürftigen denken?

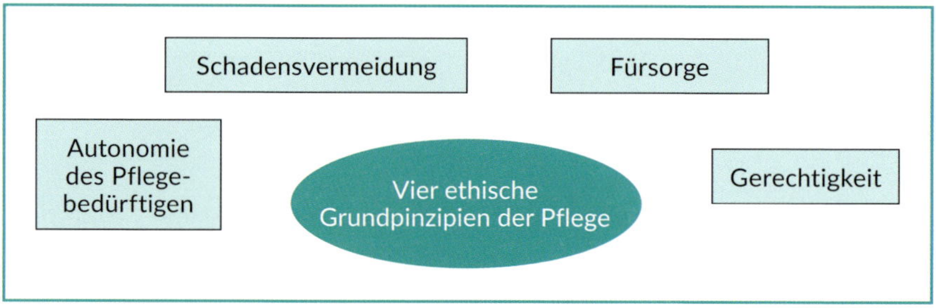

Abb. 9: Die vier ethischen Grundprinzipien der Pflege.

[44] Beauchamp TL, Childress JE (2019): Principles of Biomedical Ethics. Oxford University Press, Oxford

Wenn diese Prinzipien im Widerspruch zueinander stehen, ist es Ihre Aufgabe, Schaden und Nutzen von Maßnahmen für den Pflegebedürftigen abzuwägen, und dabei seine Wünsche, Wertvorstellungen und Ziele nicht nur zu berücksichtigen, sondern auch zu priorisieren.

Auch Pflegekammern, z. B. in Rheinland-Pfalz, haben bereits in der Berufeordnung definiert, zu welchen Handlungsmaßnahmen Pflegefachpersonen bei Erleben von Pflegemissständen verpflichtet sind[45]:

»§ 9 Anzeigepflicht und Informationsweitergabe, Absätze 1–4

(1) Haben die Kammermitglieder konkrete Hinweise, dass ein ihnen anvertrauter Mensch mit Pflegebedarf vorwerfbar im strafrechtlichen Sinne behandelt wurde, sind sie verpflichtet, diese Hinweise unverzüglich der nächsten Vorgesetzten mündlich und schriftlich mitzuteilen.

(2) Sind für das Kammermitglied aufgrund seiner Fachkompetenz Umstände erkennbar, die die Annahme eines Pflegefehlers begründen, hat es die Vorgesetzte unverzüglich zu informieren.

(3) Haben Kammermitglieder Kenntnisse, dass Personen ohne eine Erlaubnis zur Berufsausübung vorbehaltene Tätigkeiten durchführen, sind sie verpflichtet, dies der Vorgesetzten mündlich und schriftlich mitzuteilen.

(4) In den Fällen, in denen eine fach- und sachgemäße Berufsausübung nicht oder nicht mehr möglich ist, muss das Kammermitglied unverzüglich mündlich und schriftlich die Vorgesetzte informieren. Das Einschreiten bei akuter Gefahr für Leib und Leben sowie persönliche Integrität der den Kammermitgliedern anvertrauten Menschen mit Pflegebedarf bleibt davon unberührt.«

Natürlich dürfen Sie das angesichts der Debatten rund um die Pflegekammern durchaus kontrovers diskutieren. Es gibt unterschiedliche Betrachtungsweisen. Dies betrifft aber aus meiner Sicht nicht die Frage nach der »Anzeigepflicht«, also der Meldung von Missständen! Dies darf nicht im

[45] https://pflegekammer-rlp.de/dokumente-downloads/ – Berufeordnung auswählen

Hin- und Herschieben von Zuständigkeitsfragen und zu Abwägungen in Bezug auf die Handlungsverpflichtung seitens des Arbeitnehmers oder Arbeitgebers führen. Es geht immer um das Wohl des Pflegebedürftigen.

Das gesamte Spektrum der Schutzfrage für Pflegebedürftige, die staatlichen Kontroll- und Einflussmöglichkeiten und Ihre eigene Rolle als Pflege(fach)kraft mit und ohne Führungsverantwortung sind ein schwieriges Thema in der Pflegelandschaft, nicht nur aus der ethischen, alltagsrealistischen oder arbeitsrechtlichen Perspektive.

In unserem Land gibt es klare Lücken im Kontrollsystem. Es gibt ebenso Lücken im Erfassen von ernstzunehmenden Beschwerden und fast schon kratergroße Löcher bei den schnellen und unbürokratischen Hilfen. Dies unabhängig davon, ob es sich um Beschäftigte in der Pflege, Angehörige oder die betroffenen Pflegebedürftigen selbst handelt.
Den Schaden haben letztlich alle Beteiligten, aber die Pflegebedürftigen zweifelsfrei an erster Stelle. An Beispielen konnte ich Ihnen (hoffentlich) zeigen, dass die Heimaufsicht die dringende Soforthilfe nicht liefern kann.
Eine wichtige Erkenntnis aus diesem Kapitel ist es, dass Sie als Pflege(fach)kräfte das ändern können. Nötige Spielregeln gibt es dazu genug. Es gibt auch eine Fülle von Ideen, wie und wo Sie in Ihrer Handlungsbereitschaft deutlicher werden können. Das betrifft auch die politische Verantwortung, der wir uns stellen müssen.

Das alles steht und fällt mit Ihrer Offenheit, Problemfelder in der Realität pflegeprofessionell zu benennen und »größer« als nur auf der Vorgesetzten- oder Arbeitgeberebene zu denken. Versorgen Sie beispielsweise Menschenrechtsorganisationen, Heimaufsichten, das Institut für Menschenrechte oder das für Sie zuständige Gesundheitsministerium mit Ihren Erfahrungen. Kommunizieren und »trommeln« Sie: pflegefachlich professionell, vielfältig, faktenbasiert, belegbar und keinesfalls plakativ!

All dies stellt die Frage nach Ihrem Anteil an Verantwortung. Die ethischen Spielregeln kennen Sie, Ihre eigenen moralischen Werte runden das Ganze ab. Wie das große Thema »Verantwortung« zu betrachten ist und warum es Unterschiede in den Beschwerdewegen gibt, ist Inhalt des nächsten Kapitels.

4 Die Sache mit der Verantwortung

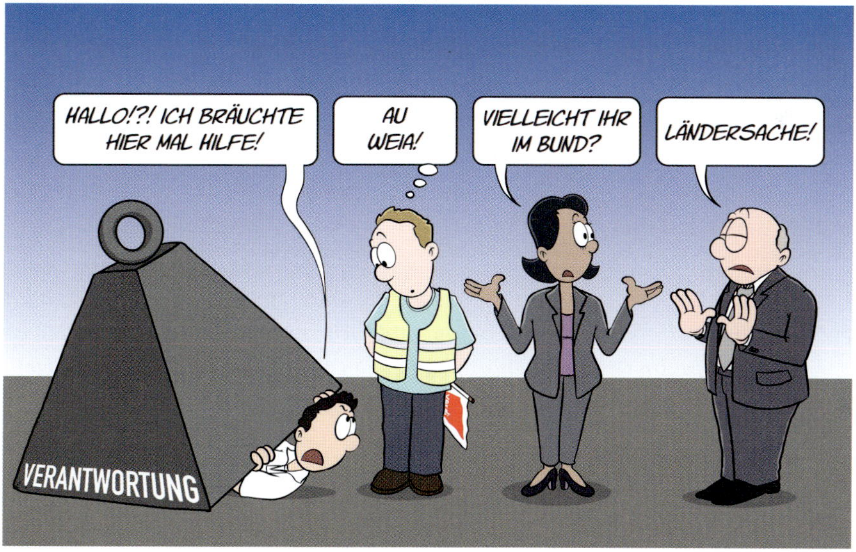
HALLO!?! ICH BRÄUCHTE HIER MAL HILFE!
AU WEIA!
VIELLEICHT IHR IM BUND?
LÄNDERSACHE!
VERANTWORTUNG

In Kapitel 1.4 wollte die Richterin den Pflegenotstand auf die Anklagebank bringen (▸ Kap. 1.4). Wenn der Pflegenotstand also angeklagt wäre, trüge er dann auch die Verantwortung für alle Missstände? Ist der Pflegenotstand an allem schuld? Die Fragen nach Schuld oder Entschuldigung, nach der Verantwortung sind nicht voneinander zu trennen. Wer trägt eigentlich welche Verantwortung und warum ist das v. a. in Bezug auf die Pflege so schwierig?

In den vorherigen Kapiteln konnten Sie lesen, wie sich unser Berufsstand weiterentwickelt hat. Dieser Marsch in die Zukunft endet nie! Bündelte Agnes Karll damals erfolgreich vereinte Kräfte, so verlangt der Pflegenotstand jetzt unsere gesamte Aufmerksamkeit. Aktuell müssen wir mit Mut und Durchsetzungsfähigkeit dafür einstehen, dass wir so arbeiten können, wie es dem aktuellen pflegefachlichen Wissen entspricht. Deshalb kommen wir an der Frage nach der Verantwortung nicht vorbei.

*»Verantwortlich ist man nicht nur für das, was man tut, sondern auch für das, was man nicht tut.«**

* Laotse, 6. Jahrhundert, chinesischer Philosoph

Mit Sicherheit stellen Sie sich die Frage nach der Verantwortung – wenn auch vielleicht unbewusst – sehr häufig in Ihrem Alltag. Sie kennen sicherlich auch die üblichen Floskeln: *»Machen die anderen ja auch so« – »Kann ich eh' nicht ändern« – »Dann geh ich eben und suche mir etwas Neues« - und auch von mir genauso im Original gehört »Deswegen arbeite ich nur noch in Teilzeit, damit ich das Elend nicht mehr so oft sehen muss!«.*

Wer so spricht, schiebt die Verantwortung weg. Sie sind keinesfalls allein, falls das Ihre Haltung ist. So handeln ganze Teams. Es stimmt ja auch, dass manches an Pflege angesichts des Personalmangels einfach nicht erbracht werden kann. Kurzum: Sie spüren die Last der Verantwortung – und schieben sie (erst mal) weg, weil Sie noch irgendwie handlungsfähig sein wollen. Eine verständliche Reaktion, fast überlebenswichtig für uns alle. Dennoch reicht diese Reaktion nicht aus. Sie sehen das offensichtlich genauso, sonst würden Sie dieses Buch nicht lesen.

Übung

Wenn Sie an das Wort Verantwortung denken …

… welche Erinnerungen oder Gedanken fallen Ihnen ein?

- Wo und wie übernehmen Sie in Bezug auf Ihre eigene Fachlichkeit Verantwortung, wenn es um nicht mehr zu verantwortende Situationen für Pflegebedürftige in Ihrer Arbeitsumgebung geht?
- Welche Strategien wenden Sie an?
- Erinnern Sie sich noch an Ihre erste Überlastungsanzeige (▶ Kap. 4.1)?
- Wie sieht es mit Ihren Kolleg*innen aus: Setzen Sie sich für Sie ein, sprechen Sie miteinander – ohne falsche Bewältigungsstrategien (▶ Kap. 2.2)?
- Wie steht es mit der Eigenverantwortung innerhalb Ihres Teams?
- Wie steht es mit Ihrer Verantwortung im Rahmen Ihrer Leitungsfunktion? Wie nehmen Sie diese wahr, wenn z. B. die Anforderungen Ihres Arbeitgebers in massivem Widerspruch zum pflegerisch Machbaren stehen und Sie zum wiederholten Mal eigentlich unverantwortbare Personalbesetzungen auf den Dienstplänen abgesegnet haben?

Es ist wichtig, dass Sie sich mit der Frage, wie Sie Ihren Anteil an Verantwortung definieren, beschäftigen. Lassen Sie uns etwas genauer hinsehen. Zurück zur Richterin und dem Pflegenotstand auf der Anklagebank (▶ Kap. 1.4): Fünf Pflegekräfte standen nach dem Tod eines 87-jährigen Mannes vor Gericht. Der Journalist Stephan Brockmeier, der den Artikel in der Bergischen Landeszeitung unter der Überschrift »Vollgepinkelte Laken wieder benutzt« im November 2022 veröffentlichte, schrieb in seinem Artikel auch über die Argumentation einer der insgesamt fünf Verteidiger der angeklagten Pflegekräfte. Dieser beschrieb die furchtbaren Zustände im Heim, über Unterbesetzung, fehlende Versorgungsmaterialien, unzureichende Essensportionen für die Bewohner*innen und die Tatsache, dass die Pflegekräfte sogar selbst Waschlappen eingekauft hätten, weil diese fehlten. Vor Gericht rügte ein Verteidiger, dass es falsch sei, seiner Mandantin unter solchen Arbeitsumständen einen Vorwurf zu machen. Eine der Mitangeklagten habe sogar im Gespräch mit dem Vorgesetzten mit Kündigung gedroht, wenn sich an der Situation nichts ändern würde.

Schauen Sie noch einmal zurück auf die Fragen aus der Übung: Wie viel Realität davon erkennen Sie vielleicht an Ihrem Arbeitsplatz wieder?

Die Verzweiflung der Angeklagten wurde deutlich: Sie hatte alles gegeben und war sich der grotesken Situation längst bewusst. Genau hier möchte ich ansetzen und fragen: Was hat sie getan, bevor sie mit der Kündigung droht? Welche anderen Wege sah sie? Wie hoch war ihr Anteil an der Verantwortung? Hat sie ihn wahrgenommen? Leider gab es vor Gericht dazu keine Aussagen.

Genau deshalb müssen wir uns diesen Prozess aus verschiedenen Blickwinkeln anschauen. Dabei werden wir uns mit Überlastungs- bzw. Gefährdungsanzeigen beschäftigen. Wir werden die Frage der Garantenstellung klären und schlussendlich hoffentlich alle der Meinung sein: Es gibt einen Anteil an der Verantwortung, den wir nicht wegschieben können – und auch nicht mehr wegschieben wollen.

4.1 Überlastungsanzeige oder Gefährdungsanzeige

Ich kann mich noch gut an meine Überlastungsanzeige erinnern. Meine Kolleg*innen warnten mich: *»Überleg dir, ob du das wirklich machen willst. Ist doch gefährlich! Was, wenn man dich abmahnt, dir mit Kündigung droht? Wie sieht es mit den Kollegen aus, mit denen du vielleicht nicht so gut zusammenarbeiten kannst? Wenn sie das herausfinden, dann mobben sie dich vielleicht. Machen sich lustig über dich …«* Als ich nicht aufgeben wollte, hieß es im Flurfunk: *»Na, jetzt schreibt die eine Überlastungsanzeige … soll sie doch mal sehen, wohin das führt! Wir brauchen sowas ja nicht, wir kommen schon irgendwie klar.«*

Meine erste Überlastungsanzeige schrieb ich nach einem schweren Kampf mit mir selbst. Mir war durchaus klar, dass meine Kolleg*innen die Situationen anders sahen. Hätte ich doch damals schon gewusst, dass es der Begriff »Überlastungsanzeige« war, der diesen Kampf überhaupt auslöste. Dabei gibt es einen anderen Begriff, der hier für einen kompletten Umschwung und durchaus auch für eine Erleichterung sorgen kann: Gefährdungsanzeige.

Volker Großkopf, Professor für Rechtswissenschaften im Fachbereich Gesundheitswesen an der Katholischen Hochschule NRW, weist deutlich auf den problematischen Begriff »Überlastungsanzeige« hin, wenn er sagt, dass *»der Begriff »Überlastungsanzeige« lediglich die subjektive Belastungssituation des Beschäftigten zum Ausdruck bringt, während »Gefährdungsanzeige« den Umstand einer Gefahrenlage für den Patienten oder Bewohner aus objektiver Sicht viel treffender beschreibt.«*[46]

Die Überlastungsanzeige hat den faden Beigeschmack der individuellen Überforderung. Sie ist relativierbar. Was Schwester Anna beklagt, erledigt Schwester Hanna scheinbar ohne Probleme.

Die Begrifflichkeit der Gefährdungsanzeige ist wesentlich effektiver und genauer. Mit der Gefährdungsanzeige belegen Sie gegenüber Ihrem Arbeitgeber pflegeprofessionell, dass eine ordnungsgemäße Ausführung Ihrer notwendigen pflegefachlichen Aufgaben im Rahmen der Versorgung der Ihnen anvertrauten Bewohner*innen nicht möglich ist. Die Gründe dafür können vielfältig sein: Personalmangel, hoher Anteil an schwerstpflegebedürftigen Bewohner*innen etc.

Ganz wichtig ist, dass Sie in der Gefährdungsanzeige neben dem zu befürchtenden Schaden für die Bewohner*innen auch eine mögliche Gefährdung Ihrer selbst darlegen.

---

[46] https://www.rechtsdepesche.de/gefaehrdungsanzeige-wegen-ueberlastung-ein-haftungsschutz-fuer-pflegekraefte/

Info

Sie müssen über Gefährdungen informieren

Rechtlich gesehen sind Sie in der Pflicht, Ihren Arbeitgeber über mögliche Gefährdungen zu informieren. *»Die Pflicht zur Meldung ergibt sich durch die §§ 611a und 242 BGB. Demnach sind Beschäftigte dazu verpflichtet, ihren Arbeitgeber über potenziell eintretende Schäden zu informieren und ihn zu warnen, wenn sie absehbar sind. Auch auf organisatorische Mängel muss hingewiesen werden. Außerdem müssen Beschäftigte für ihre Gesundheit und Sicherheit bei der Arbeit Sorge tragen, ebenso wie für diejenigen Personen, die von den Handlungen der Beschäftigten betroffen sind – also für die Patienten und Heimbewohner, um es auf den Gesundheitssektor zu spezifizieren.«**

Weitere rechtliche Grundlagen sind z. B. der Arbeitsvertrag, das Arbeitsschutzgesetz und das Strafgesetzbuch.

* https://www.rechtsdepesche.de/gefaehrdungsanzeige-wegen-ueberlastung-ein-haftungsschutz-fuer-pflegekraefte/

Eine Gefährdungsanzeige ist der richtige Weg, sachlich eine Lösung anzustreben, wenn Sie eine anhaltende Gefahrensituation an Ihrem Arbeitsplatz erkennen: Personalmangel, strukturelle Mängel, nicht vorhandene oder defekte Hilfsmittel, mangelndes oder ungenießbares Essen für die Bewohner*innen etc. Sinnvoll ist es, wenn Sie hier nicht als Einzelkämpfer unterwegs sind, sondern das ganze Team mitnehmen. Besprechen Sie mit Ihren Kolleg*innen, dass und wo Sie die Gefahren für die Bewohner*innen und auch für Sie als Pflegekräfte sehen. Beschreiben Sie sachlich (▸ Kap. 4.5.1), warum Sie in den aktuellen Arbeitsbedingungen eine Gefährdung sehen.

Auch Sie geraten in Gefahr, wenn Sie allen Bewohner*innen die eigentlich erforderliche »gute« Versorgung über den »Schadensbegrenzungsmodus« hinaus mit aller Kraft und über Ihre noch verfügbaren Ressourcen hinaus gewährleisten wollen. Durch fehlende Hilfsmittel, anhaltende Überforderung, fehlende Ruhezeiten etc. steigt z. B. das Risiko, dass Sie Fehler machen. Darauf müssen Sie Ihren Arbeitgeber hinweisen und ihm damit die Chance geben, zu handeln.

Wichtig **Es zählt immer der Bewohner**

Sie werden immer jemandem im Team haben, der sagt: »Ich kann das doch noch …« Machen Sie in solchen Fällen klar, dass es nicht um einzelne Mitarbeiter*innen bzw. deren individuelle Belastbarkeit geht. Es geht um Bewohner*innen, die leiden. Es geht um Auszubildende, deren berufliche Umgebung Sie mitprägen. Es geht um Ihre eigene Zukunft: Möchten Sie in dem Heim leben, in dem Sie arbeiten?

Allerdings können Sie mit einer Gefährdungsanzeige nicht die Verantwortung wegschieben. Schreiben Sie also in der Gefährdungsanzeige nicht »Wir lehnen die Verantwortung ab.« Eine Gefährdungsanzeige ist kein »Freifahrtschein«: *»der Beschäftigte bzw. die Pflegefachkraft hat ihre Aufgaben trotzdem immer nach bestem Wissen und Gewissen durchzuführen. Eine Mithaftung bei einem entstandenen Schaden besteht trotz Gefährdungsanzeige immer.«*[47] Sie zeigen durch die Gefährdungsanzeige, dass Sie Ihre Verantwortung ernstnehmen und weisen darauf hin, dass Sie Ihre Arbeit unter diesen Umständen nicht nach bestem Wissen und Gewissen ausführen können.

Handeln Sie als Team, sachlich und pflegefachlich professionell. Eine Gefährdungsanzeige (▶ »Die Gefährdungsanzeige«, S. 146) muss immer schriftlich an den Vorgesetzten erfolgen, denn sie dient als Beweis, z. B. bei haftungs- oder arbeitsrechtlichen Prozessen. Eine Kopie sollten Sie auf jeden Fall aufbewahren. Es liegt an Ihrem Arbeitgeber, was er aus der Anzeige macht. Wiederholen Sie die Gefährdungsanzeige, wenn es nur kurzfristige, aber keine nachhaltigen Veränderungen gibt.

---

[47] Ebd.

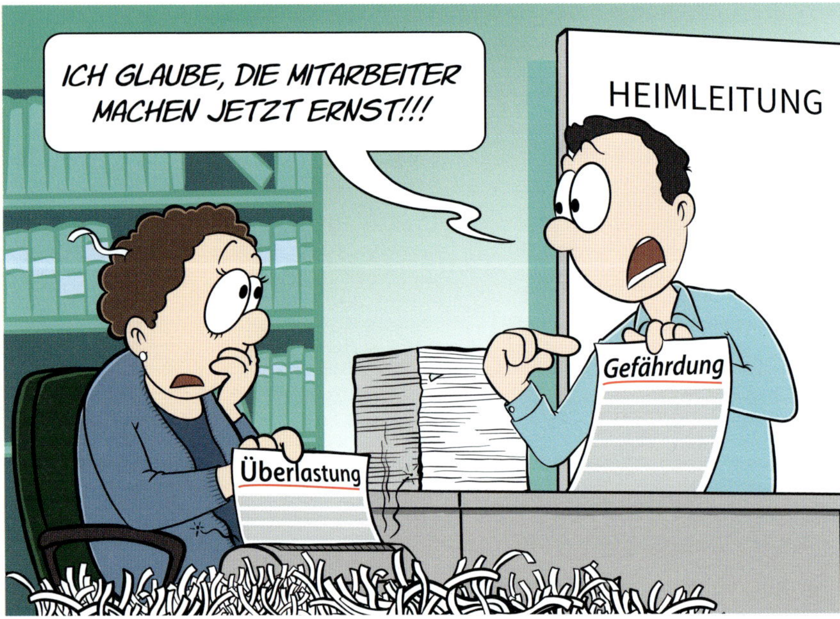
ICH GLAUBE, DIE MITARBEITER MACHEN JETZT ERNST!!!
HEIMLEITUNG
Gefährdung
Überlastung

Gibt es keine nachhaltige Verbesserung, sollte und muss Ihre Loyalität diesem Arbeitgeber gegenüber enden, denn er kommt weder seiner Fürsorgepflicht Ihnen gegenüber nach, noch liegt ihm offensichtlich etwas am Wohl der Bewohner*innen, für die er mit dem Heimvertrag ebenfalls in der Fürsorgepflicht steht. Ein Arbeitgeber muss übrigens auf eine Gefährdungsanzeige reagieren, um die Gefahr abzuwenden. Wie er das tut, bleibt allerdings ihm überlassen.

Fazit **Prüfen Sie Ihr Handeln im Team**

Eine Gefährdungsanzeige (notfalls auch wiederholt) ist ein wichtiger Schritt, den Sie als Team gemeinsam gehen sollten. Und zwar, bevor Sie resignieren oder kündigen. Versuchen Sie diesen Weg, für all Ihre Kolleg*innen und für die Bewohner*innen, die in dieser Einrichtung leben.

4.2 Die Garantenstellung

Unbestreitbar arbeiten Sie in der Pflege, weil Sie Menschen gern helfen. Sie empfinden eine große Hilfsbereitschaft für andere. Sie fühlen sich dafür verantwortlich, dass es anderen gut geht. Damit heben Sie sich schon ein wenig ab vom »Normalbürger«. Doch selbst der kann sich dem Ruf nach Hilfe nicht vollkommen verschließen. In unserem Land gilt eine allgemeine Hilfspflicht. Jeder Bürger ist verpflichtet, etwa bei einem Verkehrsunfall anzuhalten und zu helfen, sonst macht er sich der unterlassenen Hilfeleistung strafbar.

Info

§ 323 c Strafgesetzbuch (StGB)

Wer bei Unglücksfällen oder gemeiner Gefahr oder Not nicht Hilfe leistet, obwohl dies erforderlich und ihm den Umständen nach zuzumuten, insbesondere ohne erhebliche eigenen Gefahr und ohne Verletzung anderer wichtiger Pflichten ist, wird mit Freiheitsstrafe bis zu einem Jahr oder mit Geldstrafe bestraft.

Bestimmte Personengruppen müssen noch aktiver werden. Die Gesetzgebung spricht hier von den sog. »Garanten«. Die Pflicht der Garanten besteht darin, zu verhindern, dass der Betroffene geschädigt wird. Das gilt auch für Altenpflegekräfte. Ihre Garantenstellung den Betroffenen (den Pflegebedürftigen) gegenüber ergibt sich u. a. aus ihrem Arbeitsvertrag, der klar ihre Aufgaben definiert. Als Pflegefachkraft, Pflegedienst- oder Heimleitung wissen Sie natürlich aufgrund Ihrer Qualifikation, was Ihre Aufgaben sind. Außerdem sind diese auch in der Stellenbeschreibung definiert. Sie haben also auch eine vertragliche Schutzpflicht – im Rahmen der Zumutbarkeit.

Somit sind Sie alle – unabhängig Ihres Qualifikationsniveaus in der Pflege – Garanten für die Ihnen anvertrauten Pflegebedürftigen, gleich welchen Alters und gleich welcher Versorgungsform. Das bedeutet, dass Sie nicht nur aus pflegeethischer, sondern auch aus rechtlicher Perspektive verantwortlich dafür sind, Schaden von den Ihnen anvertrauten Pflegebedürftigen abzuwenden. Das ist wichtig, denn damit sind Sie auch in der rechtlich definierten Verantwortung zu handeln, wo eine Gefahrensituation besteht, oder wo Sie z. B. pflegerische Tätigkeiten aus den unterschiedlichsten Gründen unterlassen, und dem Pflegebedürftigen damit Schaden zuführen bzw. ihn nicht vor Schaden bewahrt haben.

Prof. Dr. Volker Großkopf hat mir das in einem Gespräch nochmal erläutert: *»Eine Verletzung der Garantenstellung stellt ein pflichtwidriges Unterlassen einer gebotenen Handlung dar.«* Als Garant müssen Sie eine Gefährdungsanzeige niederschreiben, wenn Sie z. B. folgende anhaltende Gefahrensituationen sehen:

- keine Lagerung und in der Folge Entstehung von Dekubitalulcera,
- vergessene und/oder falsche Medikamente,
- keine Trinkprotokolle bzw. grobe Fehler im Ernährungsmanagement,
- dauerhafte unzureichende Personalbesetzung mit der Konsequenz, dass Sie Ihre Arbeit nicht nach bestem Wissen und Gewissen und im Rahmen Ihrer Zumutbarkeit ausführen können und die Ihnen anvertrauten so schützenswerten vulnerablen Gruppen in dieser Folge Leid erfahren müssen.

Sie haben die Pflicht, Ihnen bekannte Gefahren Ihren Vorgesetzten zu melden! Stellen Sie fest, dass es Ihnen nicht mehr möglich ist, in Ihrem Pflegealltag die notwendige Pflege (unabhängig ob Grund- oder Behandlungspflege) durchzuführen, müssen Sie dies im Rahmen Ihrer Garantenstellung dem Arbeitgeber mitteilen. Sie müssen ggfs. konkret handeln, da Sie sich durch Ihre Beteiligung an der Unterlassung (also dem zuvor schon resignierten Mitmachen) gegebenenfalls strafbar machen können.

Info

§ 13 Strafgesetzbuch (StGB)

(1) Wer es unterlässt, einen Erfolg abzuwenden, der zum Tatbestand eines Strafgesetzes gehört, ist nach diesem Gesetz nur dann strafbar, wenn er rechtlich dafür einzustehen hat, dass der Erfolg nicht eintritt, und wenn das Unterlassen der Verwirklichung des gesetzlichen Tatbestandes durch ein Tun entspricht.

Natürlich spielt auch § 223 Strafgesetzbuch (StGB) eine entscheidende Rolle:
(1) Wer eine andere Person körperlich misshandelt oder an der Gesundheit schädigt, wird mit Freiheitsstrafe bis zu fünf Jahren oder mit Geldstrafe bestraft.
(2) Der Versuch ist strafbar

Wenn Sie jetzt an den »Pflegenotstand auf der Anklagebank« (▸ Kap. 1.4) denken, kommt Ihnen vielleicht schon die ein oder andere Frage in den Sinn: Gab es überhaupt eine Gefährdungsanzeige? Hatte der Arbeitgeber darauf reagiert? Gab es weitere Gefährdungsanzeigen? Haben die Angeklagten ihre Garantenstellung eigentlich wahrgenommen? Ist es wirklich so, dass allein der Personalnotstand auf die Anklagebank gehört?

Ihre Garantenstellung ist ein überaus wichtiges Element Ihrer Arbeit, deshalb schauen wir sie uns noch einmal genau an, natürlich kompakt und übersichtlich. Prof. Dr. Großkopf hat die fünf wichtigsten Punkte in Bezug auf die Garantenstellung für Sie zusammengefasst.

Die fünf wichtigsten Punkte zur Garantenstellung

Prof. Dr. Volker Großkopf

Vorausschickend zu dem Vorgesagten möchte ich an dieser Stelle nochmals klarstellend hervorheben, dass Garantenstellungen in die sogenannten Hüter- und Überwachungsgaranten eingeteilt werden. Wie der Name schon zum Ausdruck bringt, sollen die **Hütergaranten**, die in ihrer Obhutspflicht befindlichen Rechtsgutträger (z. B. Beispiel Patienten und Bewohner) vor Gefahren und den daraus resultierenden Schäden schützen. Es besteht also eine sog. Erfolgsabwendungspflicht, welche Schutz- und Beistandspflichten begründet.

Bei der sog. **Überwachungsgarantenstellung** ist der Garant verpflichtet, Dritte vor Schäden zu schützen, die aus einer von ihm beherrschten Gefahrenquelle ausgehen (z. B. Straßenverkehr).

Die Garantenstellung der Pflegekräfte ergibt sich aus ihrer faktischen bzw. vertraglichen Übernahme von Schutzpflichten gegenüber den ihnen anvertrauten Personen. Mithin ist die Garantenstellung der Pflegekräfte dem Bereich der Hütergaranten zuzuordnen. Nachfolgend möchte ich als »Take Home Message« die fünf wichtigsten Punkte zur Garantenstellung von Pflegekräften aufzeigen.

1. Strafrechtliche Verantwortung für Nichthandeln

Das Unterlassen einer gebotenen und notwendigen Handlung führt zur Strafbarkeit, wenn die Abwendung der Gefahr der Pflegekraft zumutbar ist.

2. Erfolgsabwendungspflicht

Die Pflegekraft ist aufgrund ihres Arbeitsvertrags und der sich daraus ergebenden Garantenstellung verpflichtet, für das Wohl und Weh der Patienten und Bewohner einzustehen sowie diese vor Gefahren und Schäden zu schützen.

3. Strafschärfung
Durch die Garantenstellung wird die nichthandelnde Person deutlich stärker bestraft als eine Person, die keine Garantenstellung innehat. Man kann sagen, dass die Pflegekraft, welche als Garant nicht handelt, bei einem Erfolgseintritt so bestraft würde, als wenn sie die Tat aktiv begangen hätte.

4. Gefährdungsanzeige
Im Falle der Unterbesetzung, Fehlbesetzung, Überbelastung oder der nicht zur Verfügungstellung notwendiger Hilfsmittel ist zur Gefahrenabwehr die Abfassung einer Gefährdungsanzeige und Weiterleitung dieser an die nächsthöhere Führungsebene ein probates und zwingendes Mittel, wenn andere Maßnahmen keinen Erfolg versprechen.

5. Individualstrafrecht
Strafrechtlich können nur Menschen verfolgt werden und keine Institutionen. Mithin steht jede einzelne Pflegekraft für ihr **Tun** und **Unterlassen** in der strafrechtlichen Verantwortung.

Die Kenntnis darüber, dass auch ein Nichthandeln strafbar sein kann, ist wichtig und die Kenntnis hierüber auch notwendig! Denn dieses Buch zeigt sehr anschaulich und eindringlich auf, welche Schäden und welches Leid durch das Unterlassen gebotener Handlungen hervorgerufen werden kann.

Da in der Regel alle Handelnden im Gesundheitswesen ein Ziel verfolgen, und zwar den Schutz der ihnen anvertrauten Personen, soll die Strafschärfung der Pflegekräfte bei einem »Nichthandeln«, welche durch die Garantenstellung hervorgerufen wird, nicht als Bestrafung, sondern als Motivation zum Handeln und damit zur Schadensvermeidung und zum Schutz der Patienten und Bewohner verstanden werden. Es gibt viel zu tun! Packen Sie es an!

4.3 Die staatliche Garantenstellung

Ich möchte in diesem Kapitel die Kontrollinstanzen (▶ Kap. 3) nochmal aus einer anderen Perspektive aufgreifen. Ich bin keine Juristin, insofern freue ich mich, dass ich hier auf Prof. Dr. Großkopf zurückgreifen kann. In einer gemeinsamen Vorlesung mit ihm an der Katholischen Hochschule in Köln am 22. Mai 2023 ergaben sich für uns Beide in der Verantwortungsfrage neue Fragestellungen: Wenn Pflegekräfte in der Garantenstellung sind, was ist dann eigentlich mit den staatlichen Kontrollinstanzen? Haben diese nicht auch eine Garantenstellung?

Die Heimgesetze der Bundesländer betonen allesamt den Schutz des Pflegebedürftigen, wenn sie (wie z. B. das Wohn-, Teilhabe- und Pflegegesetz von Baden-Württemberg) schreiben: *»(1) Zweck des Gesetzes ist es, 1. die Würde, die Privatheit, die Interessen und Bedürfnisse volljähriger Menschen mit Pflege- und Unterstützungsbedarf oder volljähriger Menschen mit Behinderungen als Bewohner stationärer Einrichtungen und ambulant betreuter Wohngemeinschaften im Sinne des Gesetzes vor Beeinträchtigung zu schützen.«*[48] Die Heimgesetze sind auch die Arbeitsgrundlage für die Heimaufsichten.

Tatsächlich gibt es bereits bei einer anderen vulnerablen Gruppe von Menschen eine staatliche Garantenpflicht: im Tätigkeitsbereich des Jugendamtes. So wurde eine Mitarbeiterin des Jugendamtes verurteilt, weil sie ihrer Garantenstellungsverpflichtung nicht nachkam (Az. III-5 RVs 83/20, OLG Hamm)[49]: Die Jugendamtsmitarbeiterin betreute eine alleinerziehende Mutter mit neun Kindern seit dem Jahr 2013. Trotz Informationen auch von einem anderen Jugendamt konnte eine Tochter (geboren 2013) nur knapp gerettet werden, als diese 2014 von der Mutter in einer Notfallpraxis vorgestellt wurde, während ein Sohn einen Tag später bei der Vorstellung in einem Krankenhaus durch die Mutter buchstäblich verhungert war und dort verstarb.

---

48 https://www.biva.de/deutsches-pflegesystem/gesetze/laender-heimgesetze/#bw

49 https://www.olg-hamm.nrw.de/behoerde/presse/pressemitteilung_archiv/archiv/2020_Pressearchiv/038_20_PE_OLG-Hamm-zur-Garantenstellung.pdf

Die Begründung des 5. Strafsenates nach einem vorherigen Berufungsverfahrens ist v. a. in Bezug auf die Frage der Garantenstellung wichtig: »*Auf die Berufung wurde die Angeklagte Jugendamtsmitarbeiterin wegen fahrlässiger Tötung durch Unterlassen zu einer Geldstrafe von 3.500 € verurteilt. Während die Angeklagte ihre Garantenpflicht – d. h. ihre Verpflichtung, dafür einzustehen, dass der Tod des Jungen nicht eintritt – gegenüber diesem fahrlässig verletzt und ihr mögliche Maßnahmen zur Verhinderung von dessen Hungertod unterlassen habe, sei die Unterernährung des Mädchens für die Angeklagte nicht zu erkennen gewesen.*

Die Revision der Angeklagten gegen dieses Urteil hatte keinen Erfolg. Die Angeklagte habe – so der Senat – eine Gefährdungseinschätzung bezüglich des verstorbenen Jungen über einen Zeitraum von mehreren Monaten nicht vorgenommen, obwohl dies unter anderem aufgrund der Mitteilung von Auffälligkeiten durch ein anderes Jugendamt und weiterer ihr bekannter Umstände geboten, möglich und ihr zumutbar gewesen wäre. Danach hätte sich die Angeklagte zeitnah nach Übernahme des Falls einen persönlichen Eindruck verschaffen oder bei einer Weigerung der Mutter das Familiengericht anrufen müssen. Der körperliche Zustand des Jungen sei ab August 2013 bis zu seinem Tod bereits so reduziert gewesen, dass seine Unterversorgung und die daraus folgenden Verhaltensauffälligkeiten bei nicht nur ganz oberflächlicher Betrachtung des Kindes ins Auge gesprungen wären. Aufgrund ihrer Untätigkeit blieb der Angeklagten der sich über mindestens drei Monate andauernde Zustand des Verhungerns des Kindes pflichtwidrig verborgen, so dass sie das bei Kenntnis von der Situation Erforderliche nicht habe veranlassen können.«[50]

Wenn Sie dieses Beispiel auf häufige Missstände in allen Bereichen der Pflege übertragen, dürften Sie die Schwere der Verantwortung spüren. Das System versagt und Sie spielen eine wichtige Rolle. Seien Sie sich Ihrer Garantenstellung bewusst und sorgen Sie dafür, dass auch Ihr Arbeitgeber an seine Pflichten erinnert wird. Versuchen Sie auch die staatlichen Kontrollinstanzen in die Verantwortung zu nehmen. Es wäre ein großer Gewinn, wenn die Pflegekräfte die Heimaufsichten auf professioneller Ebene an die Dimensionen ihrer Handlungspflicht erinnern würden. Dies ist kein Widerspruch, denn Sie verfolgen doch dasselbe Ziel, den Schutz des Pflegebedürftigen.

50 Ebd.

4.4 Wenn niemand die Verantwortung übernimmt …

Seit dem Schliersee-Skandal erreichen mich immer wieder Hilferufe von Angehörigen, E-Mails, Zuschriften, Anrufe. Alle berichten von furchtbaren Erlebnissen und bitten verzweifelt um Hilfe. Immer wieder stellt sich die Frage, wie mit Verantwortung umgegangen wird. Wie schwierig dieses Thema sogar bei den Geschädigten ist, zeigt die folgende Geschichte. Es ist ein Fall, der mich aus vielen Gründen erschüttert. Dennoch fühle ich mich nachdrücklich aufgefordert, Ihnen gerade an diesem Fall die Idee des »neuen Denkens« zu verdeutlichen.

Als ich im Frühjahr 20.. zum ersten Mal mit der Tochter der Geschädigten sprach, war sie schon länger auf der Suche nach mir gewesen, fest entschlossen, die Geschichte ihrer Mutter öffentlich zu machen. Mit Namen und Gesicht, damit jeder sieht und weiß, wie sehr ihre Mutter hat leiden müssen und dass sie als Tochter alles Menschenmögliche getan hatte, ihr zu helfen. Ihre Verzweiflung, Wut, Trauer, Enttäuschung und auf der anderen Seite ihre Klarheit und Ruhe, mit der sie die Verfehlungen in der Versorgung ihrer Mutter beschrieb, erschütterten mich zutiefst.

Die Tochter berichtete, dass sie – erfolglos – versucht hätte, lokale Journalisten für die Geschichte ihrer Mutter zu interessieren. Sie hatte alles aufgeschrieben, nach dem Tod ihrer Mutter sogar ein Gerichtsverfahren angestrengt und gewonnen. Es gab ein Urteil, das herausstellte, wer die Verantwortung für das Leid der Mutter trug. Ich war erleichtert, allerdings nur solange, bis ich das Urteil und die Begründung las. Ab da war ich entsetzt. Umso wichtiger ist es mir, dass ich Ihnen im Folgenden die Geschichte von Klara Bauer[51] erzählen darf. Sie illustriert, was Angehörige alles zu unternehmen bereit sind, um ihre Enttäuschung, Resignation und Hilflosigkeit über die Zustände in der Langzeitpflege an eine breite Öffentlichkeit zu bringen.

51 Name geändert

4.4.1 Klara Bauer und ihr Leben im Altenheim

Klara Bauer war 63 Jahre alt, als sie sich entschloss, in ein Pflegeheim zu gehen. Sie war zu diesem Zeitpunkt, 19.., schon länger krank gewesen, litt an beginnender Demenz, und ein Pflegeheim, das damals von Ordensschwestern geleitet wurde, erschien der gläubigen Christin als gute Alternative.

In den ersten Jahren konnte Klara Bauer trotz einiger Einschränkungen noch am Alltag in der Einrichtung teilnehmen. Sie erledigte kleinere Arbeiten in der Küche oder im Garten, brachte anderen Heimbewohner*innen Kuchen, versorgte die Hauskapelle mit Kerzen. Diese Form der sozialen Teilhabe entsprach ihrem Wesen. Klara Bauer und ihre Angehörigen erlebten diese Zeit als überaus harmonisch. *»Meine Mutter hatte für sich die Frage nach dem Leben im Alter geklärt und war zufrieden«*, sagte ihre Tochter dazu.

15 Jahre später, 20.., änderte sich alles. Das Vermögen von Klara Bauer in Höhe von rund einer halben Million Euro war nahezu aufgebraucht, die Ordensschwestern verließen das Heim, die Trägerschaft wechselte. Klara Bauers Demenz schritt weiter fort, ihr Pflegebedarf erhöhte sich, ihre Tochter wurde ihre gesetzliche Betreuerin. Im Laufe der Jahre wurde sie zur Sozialhilfeempfängerin und Klara Bauer musste in den klassischen Wohnbereich der Langzeitpflege wechseln. Ihre Tochter erinnert sich, dass dieser Wechsel schwierig war. Von den zu dieser Zeit bereits erfolgten Stürzen ihrer Mutter erfuhr sie nichts, obwohl diese in der Pflegedokumentation festgehalten wurden.

20.. ging die Tochter in Rente und besuchte ihre Mutter fortan täglich im Pflegeheim, bis zu deren Tod 20... Sie begann, Tagebuch zu führen, denn immer häufiger traf sie ihre Mutter in leidvollen Zuständen an. So fiel ihr im Mai 20.. auf, dass das linke Fußgelenk ihrer Mutter stark geschwollen war. Als sie die Pflegekräfte auf diese Beobachtung hinwies, antwortete man ihr, dass ihre Mutter keine Schmerzen geäußert habe. Die Tochter drückte vorsichtig mit dem Finger auf das Fußgelenk und ihre Mutter schrie laut: »Au!« Die Pflegekraft darauf: *»Ich schreibe es vorne ein.«* Eine weitere Maßnahme erfolgte nicht, sodass die Tochter ein paar Tage später selbst mit ihrer Mutter ins Krankenhaus fuhr. Dort stellte man eine Fraktur des Mittelfußes fest.

Die Tochter wandte sich an die Heimaufsicht. Zwei Tage später rief man zurück und berichtete, dass die Pflegedokumentation nicht in Ordnung sei. Wiederum ein paar Tage später meldete sich die Heimleitung: Die Heimaufsicht habe nichts gefunden, sie solle nicht (wie zuvor angedroht) an die Öffentlichkeit gehen. Eine mögliche Geldstrafe aufgrund der durch die Heimaufsicht gerügten Pflegedokumentation würde das Heim bezahlen – das Geld dafür hätte man.

Kurze Reflexion

Wenn Sie auf die Entwicklung der Beschwerdekette sehen, werden Sie sich jetzt sicherlich Fragen stellen:

- Wie schnell hat Frau Bauer Hilfe erhalten?
- Wie wurden die Sorgen der Angehörigen aufgenommen?
- Wie ging das Pflegeteam damit um?
- Wer hatte hier wem gegenüber eine Verantwortung?

Als ich die Aufzeichnungen der Tochter las, spürte ich ihre anhaltende und sich über acht Jahre hinziehende Verzweiflung. Die Tochter wollte erreichen, dass die Bedürfnisse ihrer Mutter wahrgenommen wurden, dass Hilfebedarf und Pflegeprobleme erkannt, Maßnahmen ergriffen wurden und dass sie in die Versorgung ihrer Mutter eingebunden wurde. Sie wollte informiert werden, wenn etwas fehlt, wenn ihre Mutter gestürzt war. Ihr Ziel war es, dass es ihrer Mutter in der Einrichtung gut ging und dass sie so bedürfnis- und ressourcenorientiert gepflegt wurde, wie dies pflegefachlich »angemessen« gewesen wäre. Genau das geschah nicht.

4.4.2 Das Tagebuch der Tochter

Durch die fortschreitende Demenz war es Klara Bauer auch nicht möglich, ihre Bedürfnisse und Beschwerden zu äußern. Stattdessen schrieb ihre Tochter auf, was sie sah und unternahm.

Auszüge aus dem Tagebuch

»Februar

Verstauchung und Schwellung linkes Sprunggelenk, hatte wieder das Personal darauf hingewiesen, Antwort: »Bei uns hat sie keine Schmerzen, aber ich schreibe es vorne ein.« Ich fuhr meine Mutter zum Arzt, dort wurde die Verstauchung bestätigt. Ich kam vom Arztbesuch zurück ins Heim und bat um ein Gespräch mit der Pflegedienstleitung. Sie kam zusammen mit der Heimleitung und ich berichtete, meine Mutter müsse nun jeden Tag Sprunggelenksbandagen tragen. Die Pflegedienstleitung entgegnete harsch: »Wir machen nur das, was uns der Arzt schriftlich mitteilt.« Ich ging in die Praxis zurück, um diese schriftliche Anordnung selbst abzuholen und übergab diese dann sehr verärgert im Stationszimmer. Einen Tag später erhielt ich eine schriftliche Mitteilung der Pflegedienstleitung – gemeinsam mit der Heimleitung unterzeichnet: Sie seien mir gegenüber nicht weisungsgebunden und wenn ich kein Vertrauen habe, sollte ich meine Mutter gleich mit heimnehmen.
Ich habe zu Hause viel geweint, was soll ich machen, wenn ich für meine Mutter nicht handeln darf?

Mai

Sturz aus dem Bett – habe ich nur aus der Pflege-Dokumentation entnommen

Juni

6 cm großes Hämatom Handrücken – keiner wusste, was geschehen war.

Juli
Sturz vor dem Bett – wurde nicht informiert

September
Sturz im Zimmer – wurde nicht informiert

September
Sturz im Beisein von Pflegekraft am Hygienewagen im Flur, mein Mann kam morgens um 9:30 Uhr ins Heim – meine Mutter saß im Rollstuhl und war sehr still, Pflegekräfte nicht zu sehen, niemand hat mit meinem Mann gesprochen. Um 10:00 Uhr bekam ich einen Anruf über den Sturz mit dem Hinweis, es sei nichts passiert. Am nächsten Tag sprach ich mit meiner Mutter und sagte zu ihr, sie müsse bei Schmerzen den Schwestern Bescheid sagen – sie schaute mich traurig an und sagte: »Wer nichts sagt, kommt am weitesten.«
Was muss meine Mutter Schlimmes erlebt haben.
Ich sprach erneut mit einer Pflegekraft über den Sturz und über den Zustand meiner Mutter. Ihre Antwort: »Ich weiß auch nichts, die Schwester von gestern hat drei Wochen Urlaub, ich schreibe es vorne ein.«

Eine Woche später stürzt meine Mutter erneut im Flur am Hygienewagen. Wieder wurde ich nicht informiert, erfuhr es erst durch die Pflegedoku. Im Sturzprotokoll ist erkennbar, wer alles informiert wurde. Diensthabende Mitarbeiter, in der betreffenden Schicht gab es keine Schichtleitung, aber die Spätdienstschichtleitung wurde ebenso wie die PDL und die Qualitätsbeauftragte informiert. Und alle haben gesehen und gewusst, dass ich nicht informiert wurde.
Es gab häufig Auseinandersetzungen, da meine Mutter gar nicht mehr mit dem Rollator laufen konnte, wir diesen aber ständig in ihrer Nähe fanden.
Ich vergesse nicht, wie ich meine Mutter mit dem Rollstuhl etwas im Garten spazieren fahren konnte. Diese Auszeit und 10 Bonbons in der Hand meiner Mutter waren in diesen bitteren 8 Jahren ihre größte Freude.

September
Wir fanden wieder den Rollator im Zimmer, meine Mutter saß auf der Toilette. Wieder wurde sie allein gelassen. Wir bettelten die Pflegefachkraft mit dem Satz an: »Bitte lasst die Oma nicht allein.« Die Antwort: »Ich schreibe es vorne ein.«
Leider war das der letzte Besuch im Pflegeheim. Meine Mutter stürzte in derselben Nacht gegen 23:45 Uhr und musste an den Folgen des Sturzes versterben.
Wie lange musste sie anhand der schweren Verletzungen, Gehirnerschütterung, Schulterbruch und ein gebrochener Hüftkopf, der die Hüftpfanne durchbrach, diese Schmerzen aushalten, bis sie endlich durch Hilfeschreie entdeckt wurde.«

In den Tagebucheinträgen finden sich viele Verfehlungen im pflegefachlichen Umgang mit Frau Bauer. So kam die Tochter bei einem morgendlichen Besuch zufällig dazu, als ihre Mutter geduscht wurde. Klara Bauer saß dafür nackt auf der Toilette. Die Tochter wies die Wohnbereichsleitung darauf hin, dass ein adäquater Stuhl in der Dusche stehen würde. Eine Antirutschmatte, auf eigene Kosten gekauft, sei auch vorhanden. Erklärung der Wohnbereichsleitung: »Es ist einfacher so und die Mutter hat sich in den vergangenen sieben Jahren nie beschwert.«

4.4.3 Die Pflegedokumentation von Klara Bauer

Teile der relevanten Dokumentation wurden mir von der Tochter zur Verfügung gestellt. Die fortschreitende Demenz sowie weitere relevante Diagnosen wurden sozialmedizinisch bereits in einem Gutachten zur Feststellung der Pflegebedürftigkeit nach SGB XI 20.. festgestellt. Zur Vorgeschichte schreibt man, dass Klara Bauer sich seit 20.. in einem schleichend fortschreitenden körperlichen und geistigen Abbau befindet, der grundpflegerische Hilfebedarf zunimmt, eine Verschlechterung der Gehfähigkeit gegeben ist.

Sturzrisikofaktoren: Inkontinenz, Mobilitätseinschränkung Hüftgelenke und Knie beidseits, Begleitung ist wegen Unsicherheit ständig erforderlich, kleinschrittiges, schwerfälliges, unsicheres Gangbild, Hilfe bei Transfer in die Badewanne/Dusche erforderlich, Unterschenkelödem beidseitig, Tragen von Kompressionsstrümpfen, Gleichgewichtsstörung mit Sturzgefahr, zeitliche und situative Desorientierung, verlangsamt in Wahrnehmung und Denken, körperlicher Abbau mit Gangstörung, nicht näher bezeichnete Demenz, nicht näher bezeichnete Harninkontinenz mit zweimaliger Inkontinenzversorgung in der Nacht.

Ressourcen: Schürzen- und Nackengriff beidseitig durchführbar, Händedruck beidseitig ausreichend, Faustschluss beidseitig möglich, Halten und Greifen möglich, Aufstehen aus sitzender Position mit Festhalten an Möbeln/Hilfsmitteln selbstständig möglich, Transfer selbstständig möglich, Sehfähigkeit ohne pflegerelevante Einschränkung (trägt Brille).

In einer Begutachtung des MD aus dem Jahr 20.. ist die Demenz weiter fortgeschritten, die pflegebegründenden Diagnosen, die das Sturzrisiko signifikant erhöhen: Demenz vom Alzheimer Typ mit rezidivierenden depressiven Episoden und Diabetes mellitus Typ II, schwere Beeinträchtigung der Gehfähigkeit 2, schwere Beeinträchtigung der kognitiven Fähigkeiten.
Im Folgenden lesen Sie Auszüge aus der Pflegedokumentation, die in dem Pflege-Gutachten als unzureichend beschrieben wurde.

»Sturzprotokoll nach Sturz im Flur am Hygienewagen (September 20..)

Sturzhergang: *gestolpert*

Ereignisbeschreibung: *Bew. wurde von PP im Flur angetroffen, versuchte wieder die Pflegeartikel am Pflegewagen und Wäschewagen umzulegen oder zu richten, dabei verlor Bew. ihr Gleichgewicht als sie versuchte, sich umzudrehen und setzte sich zu Boden – wurde in den Rollstuhl transferiert.*

Maßnahmen: *RR siehe Vitalzeichen, Bew. wurde erneut über Sturzrisiken informiert und deren Folgen aufgeklärt, was Bew. mit unsinngemäßer Antwort bestätigte.*
Situationsbeschreibung: *Bew. war mit festem Schuhwerk bekleidet, benutzte ihren Rollator, trotz mehrmaliger Hinweise und Aufklärungsgespräche ohne Begleitung durch PP auf Station unterwegs.«*

In der **Tagesstrukturplanung** war nach diesem Sturz die sich häufig wiederholende Standardeintragung zu lesen: *»Bew. regelmäßig auf die Sturzgefahren aufmerksam machen, auf Nutzen des Rollators hinweisen. Angehörige sind miteinbezogen. Begleitung zu Veranstaltungen im Haus, längere Strecken mit Rollstuhl. Ist motiviert sich im Rahmen der eigenen Möglichkeiten zu bewegen. Bei Auffälligkeiten Arztinfo. U-Unterstützung.«*

Auch bei der **Risikobewertung** finden sich bei den Planungen eher gleichbleibende und wenig bis kaum individualisierte Formulierungen: *»Vergisst geleg. Rollator, taumelt, kann ohne Rollator bei riskanten Bewegungen Gleichgewicht verlieren«.*

In Bezug auf den fortschreitenden, in der Dokumentation beschriebenen Gewichtsverlust wird bei Risikobewertung und Maßnahmenplanung kein Bezug genommen. Er findet weder in der Tagesstrukturplanung Berücksichtigung, noch ist ersichtlich, ob ein Ernährungsprotokoll angelegt wurde. Eine konkrete Pflegeplanung zum Gewichtsverlust und die notwendige Prophylaxe gegen Mangelernährung fehlen. Bis zum Tod von Klara Bauer findet sich lediglich die Problembeschreibung: *»Diabetes mellitus, Typ 2, Demenz mit Alzheimer Typ mit depr. Grundhaltung – kann Nahrung nicht selbstständig zubereiten.«*

Als Ressource wird ebenfalls über vier Jahre angegeben: *»Kann Hunger und Durst erkennen, kann selbstständig Essen und Trinken, erhält Zwischenmahlzeit, nimmt dies gerne an.«*

Die Maßnahmen bleiben ebenfalls über Jahre konstant: *»Essen und Trinken: Bevorzugte Mahlzeit sowie Getränke an den Tisch stellen, Bew. äußert Wünsche, nimmt Mahlzeiten selbstständig ein«*, obwohl seit April 2018 eine Arztinformation über den signifikanten Gewichtsverlust vorlag.

Die Pflegedokumentation, v. a. die Verlaufsberichte, bestehen weitestgehend aus Einträgen der Betreuungskräfte. Einträge der Pflegekräfte sind häufig nicht eindeutig, oder nehmen Bezug auf eine pflegefachlich relevante Entwicklung, z. B.: *»Bew. hat Durchfall«* – *»Husten noch vorhanden«* (ohne vorher oder nachher etwas zum Husten beschrieben zu haben) – *»Arzt setzt Furosemid zum Ausschwemmen auf 40 mg«* (ohne Erklärung, keinerlei Beschreibungen über Zunahme von Ödemen o. ä.) – ständig sich wiederholende Einträge wie *»Bew. auf feste Schuhe und die Nutzung des Rollators hingewiesen«* – *»Zehen beide Füße leicht gerötet«* (ohne weitere Verlaufsbeschreibungen). Weiterhin, insbesondere in den Monaten vor dem Versterben von Klara Bauer, in Bezug auf ihr Ess- und Trinkverhalten unspezifische Einträge wie: *»Bew. hat nichts gegessen außer 2 kleine Stücke Ei«* – *»hat heute wieder sehr wenig gegessen.«*
Es findet sich auch ein Eintrag im Verlaufsbericht, dass Klara Bauer die Kleider nicht mehr passen (starker Gewichtsverlust). Auch die Kommunikation mit dem Arzt ist häufig unspezifisch, was in der Konsequenz zu einer ärztlichen Fehleinschätzung führen könnte, wenn dem Arzt kein klarer Zeitraum zur Gewichtsentwicklung genannt wird.

Kurze Reflexion

Betrachten Sie all diese Informationen aus den verschiedenen Blickwinkeln:

- Klara Bauer: Ihre pflegeprofessionelle Versorgung am Ende des Lebens, mit allen an der Versorgung und Pflege Beteiligten, mit ihren eigenen Ressourcen, mit der zunehmenden Demenz und allen daraus resultierenden pflegerelevanten Problemen. Ihr sehr langes Leben im Heim – zunächst mit den Ordensschwestern – danach auf der Pflegestation.
- Die Tochter: Ihr Engagement, täglich ihre Mutter zu besuchen. Ihr Wunsch, ihre Mutter bestmöglich gepflegt und versorgt zu wissen, und die eskalierende und am Ende auf gegenseitigem Misstrauen basierende Kommunikation mit dem Pflegeteam, mit Heim- und Pflegedienstleitung.

- Das Pflegeteam: Mit dem Alltag, den wir alle kennen. Die Dynamik, die bei bestehenden Kommunikationsproblemen mit Angehörigen nicht zur Verbesserung der Situation beigetragen hat.

Welcher dieser zahlreichen »Störfaktoren« hätten die Kolleg*innen vielleicht beeinflussen können, um die Situation für alle Beteiligten zu verbessern?

4.5 Lösungsansätze

Bevor wir uns dem Urteil über den Fall »Klara Bauer« zuwenden, möchte ich Ihnen zeigen, wo sich beim Blick in die Zukunft der Altenpflege Ansatzpunkte für eine bessere Lösung finden. Gemeinsam mit Bastian Klamke habe ich Vorschläge entwickelt. Nehmen Sie das Folgende als Ideenwerkstatt und Anregung für Ihr künftiges Handeln. Sehen Sie es immer unter dem Fokus: So wie bisher geht es nicht mehr weiter!

4.5.1 Verantwortung → Gefährdungsanzeige → professionelle Transparenz

Die Verantwortung

Wir beginnen am Ende und beziehen uns auf die Verantwortungsfrage:

- Was hätten die an der Pflege von Klara Bauer beteiligten Pflegekräfte tun können, um sich für eine professionelle, menschenwürdige, individuelle und ressourcenorientierte Versorgung einzusetzen? Diese Frage lässt die Qualifikationsniveaus außer Acht.
- Wie gut war das Pflegeteam auf dem Wohnbereich von Klara Bauer personell ausgestattet?
- Wer hat die Gefahrensituationen in der Versorgung der Bewohnerin erkannt und diese konkret bei den Vorgesetzten benannt?
- Auf welchem Weg wäre das möglich und effektiv? (Denken Sie an die Garantenstellung, die wir den uns anvertrauten Pflegebedürftigen gegenüber haben).

Im Pflegegutachten wurde bei der Bewertung der Dokumentation festgestellt, dass keine Bezugspflege erfolgt war. Es gab ständig wechselnde Pflegekräfte, keine individuelle Maßnahmenanpassung in der Pflegeplanung aufgrund der Stürze, keine ordentliche Biografiearbeit, keine neue Maßnahmenplanung bezüglich der Mangelernährung usw.

Die Gefährdungsanzeige

Wären sich die zuständige Wohnbereichsleitung bzw. die verantwortliche Fachkraft ihrer Verantwortung bewusst gewesen, hätten sie in einer Gefährdungsanzeige ihrer Garantenstellung gegenüber Klara Bauer nachkommen können, ein Vordruck dafür gibt es[52].

> *Wichtig* **Die Gefährdungsanzeige**
>
> - Sie müssen den korrekten Dienstweg einhalten.
>   - Machen Sie eine mündliche Mitteilung an die Vorgesetzten, um ggfs. umgehend handeln zu können.
>   - Verschriftlichen Sie die Gefährdungsanzeige im Anschluss daran sofort. Die schriftliche Gefährdungsanzeige dient Ihnen später im Streitfall ggfs. als Entlastung, da Sie Ihrer Verantwortung mit der Mitteilung über die Gefährdung Rechnung getragen haben.
> - Werden Sie konkret: Setzen Sie nicht nur Ihre Kreuze bei bereits vorgegebenen Gefährdungssituationen, sondern beschreiben Sie die Situationen zusätzlich so, wie sie sind.

Je exakter und faktenbasierter Sie eine Gefährdungsanzeige verfassen, desto besser: Beschreiben Sie genau, wann und warum die Bewohnerversorgung nicht möglich war. Legen Sie detailliert dar, wie viele der Bewohner*innen durch neu aufgetretene Pflegeprobleme mehr Fachkraftpräsenz oder schlicht und einfach mehr Beschäftigungszeit, mehr Zeit für individualisierte Pflege benötigen und was genau passiert ist oder passieren kann, wenn dies nicht möglich ist. Berichten Sie darüber, wie die Personalausstat-

[52] https://www.dbfk.de/media/docs/Bundesverband/Muster-Gefaehrdungsanzeige.pdf

tung vielleicht schon seit mehreren Wochen/Monaten ist und wie viele Bewohner*innen in welchen Pflegegradverteilungen auf dem Wohnbereich zu versorgen sind.

Je genauer Sie benennen können, welche Auswirkungen all dies auf die Bewohner*innen und Sie selbst als Beschäftigte hat und haben wird, desto leichter wird die Last auf Ihren Schultern. Sie geben ein Stück Verantwortung ab, Ihr Arbeitgeber wird darauf reagieren müssen, denn das Argument, er habe von dieser Gefährdungssituation nichts gewusst, ist dann hinfällig.

Eine beispielhafte Gefährdungsanzeige

Die folgende beispielhafte Gefährdungsanzeige ist angelehnt an einen Sturz von Klara Bauer. Ich habe hier ausformuliert, was unter anderem in der Dokumentation (▶ S. 142) zu lesen war.

Situationsbericht der heutigen Gefährdungsanzeige:

In der heutigen Tagschichtbesetzung (Datum) stürzte die Bewohnerin Frau Bauer bereits das dritte Mal in dieser Woche am Hygienewagen auf dem Flur unseres Wohnbereiches. Innerhalb meines Teams konnte bestätigt werden, dass dieser Sturz nun bereits das dritte Mal in ähnlicher Abfolge und innerhalb einer sich wiederholenden Zeitspanne erfolgte. Für das erforderliche Sturzassessment mit einer individuellen Maßnahmenplanung für Frau Bauer war aufgrund des Personalmangels keine zeitliche Kapazität unserer Fachkräfte vorhanden. Auch die Begleitung von Frau Bauer durch eine effiziente Personaleinsatzplanung aus dem Skill Mix unseres Teams ist schon seit … (Benennung genauer Zeitrahmen, genaue Personalbesetzung mit Qualifikationsniveau) nicht möglich. Dies bezieht sich auch auf eine auf Frau Bauer abgestimmte Beschäftigung, die den Bedürfnissen ihrer demenziellen Erkrankung gerecht wird.

Frau Bauer hat innerhalb … (Zeitraum) einen dokumentierten Gewichtsverlust von … erlitten. Auch hier ist eine adäquate Maßnahmenplanung und Durchführung von Pflegemaßnahmen im Rahmen des Ernährungsmanagements nicht möglich gewesen, dies beinhaltet auch den pflegefachlichen Austausch mit der Tochter und Bevollmächtigten von Frau Bauer sowie die wichtige Visitenbegleitung mit dem behandelnden Arzt (Name).

Eine pflegefachlich angemessene Versorgung vor allem auch durch eine Bezugspflege von Frau Bauer mit dem notwendigen Anteil an Mobilisation, aktivierender Pflege mit Prävention und einem Anteil an sozialer Teilhabe für Frau Bauer ist nicht möglich. Dies führte heute und auch in der vergangenen Woche (vor allem am … [Datum]) zu einer erheblichen Gefährdung von Frau Bauer.

*Ich teile Ihnen hiermit auch mit, dass diese Tatsache auch gegen jegliche im Haus geltenden QM-Auflagen verstößt, personelle Kapazitäten für realistische und individuell angepasste Sturzpräventionsmaßnahmen auf unserem Wohnbereich fehlen, nicht nur bei Frau Bauer, sondern auch bei (Nennung der Bewohner). Daher entstanden durch die fehlende, aber notwendige Anwesenheit einer Fachkraft heute … und am …. (genaue Zeiträume) erhebliche Gefährdungssituationen für die Bewohner*innen.*

*Des Weiteren entstand heute eine deutliche physische und psychische Gesundheitsgefährdung für das Pflegeteam. Es gab weder Pausen noch konnte die gesetzliche Ruhezeit für mich eingehalten werden (musste einspringen). Die anfallenden Arbeiten rund um den Pflegealltag der Bewohner*innen konnten nicht in ausreichendem Maß und mit der erforderlichen Sorgfalt erfüllt werden, wichtige administrative Tätigkeiten, vor allem im Bereich der erforderlichen Dokumentation, konnten nicht wie gefordert zeitnah durchgeführt werden, wesentliche Aspekte unseres Hygieneplanes konnten nicht umgesetzt werden.*
*Um eine sichere und adäquate Versorgungs- und Pflegeleistung für die Bewohner*innen sicherstellen zu können, benötigen wir umgehend eine weitere Fachkraft und zwei Hilfskräfte, sodass ich als Wohnbereichsleitung die Möglichkeit habe, Fachkräfte entsprechend im Rahmen der Bezugspflege Bewohner*innen zuordnen zu können, sodass diese sowohl im Bereich der Administration als auch im Bereich der Planung und Durchführungsüberwachung ihre Arbeit so ausüben können, wie sie es aus arbeitsrechtlichen, pflegefachlichen und pflegeethischen Aspekten praktizieren sollten.*

Während meiner Anwesenheit heute bis zum späten Nachmittag konnten weder die Grundpflege noch die Behandlungspflege auch nur im Ansatz in dem »ausreichendem Maß« durchgeführt werden. Der Anteil an Prävention und Rehabilitation in der Pflege konnte nicht mal im Ansatz in die tägliche Arbeit integriert werden.

Wundvisiten, Vorbereitung auf ärztliche Visiten, Mobilisation und Aktivierung – alles musste durch den »Schadensvermeidungsmodus« zurückgestellt werden.

*Ich bzw. mein Pflegeteam und ich fordern Sie hiermit schriftlich auf, dass Sie umgehend Maßnahmen zur Qualitätssicherung und zur Wiederherstellung der Versorgungsqualität der uns anvertrauten Bewohner*innen ergreifen. Eine Entscheidung seitens der Geschäftsführung über die umgehende Beendigung dieses anhaltenden »Schadensbegrenzungsmodus« liegt in Ihrer Verantwortung. Unter den derzeitigen Arbeitsbedingungen ist keine adäquate und professionelle Versorgung der Bewohner möglich.*

*Gerne versichere ich Ihnen, dass ich gemeinsam mit meinem Team alles tun werde, um Schaden von den Bewohner*innen abzuwenden, allerdings fordere ich Sie hiermit auf, Ihre Fürsorgepflicht sowohl uns als Arbeitnehmer*innen, als auch den Bewohner*innen gegenüber wahrzunehmen.*

Für Gespräche stehe ich gemeinsam mit meinem Team jederzeit zur Verfügung.

(Unterschrift)

Wichtig **Kopie nicht vergessen**

Machen Sie eine Kopie der Gefährdungsanzeige und legen Sie sie sorgfältig ab.

Solche Gefährdungsanzeigen müssen erfolgen. Nur dann steigt der Handlungsdruck auf den Arbeitgeber und, darüber hinaus, auch auf die politischen Entscheider. Zugleich wird es für Sie einfacher, den ausgetretenen Pfad des »Das bringt doch nichts« zu verlassen. Ich wünsche mir, dass wir alle diesen Schritt einheitlicher und nachhaltiger tun. Es ist ein zwingend notwendiger Weg, um Ihre Arbeitssituation mit diesen dramatischen, gefährlichen und vermeidbaren Folgen für die Bewohner*innen sichtbarer zu machen.

Sie senken damit auch die Last der Verantwortung auf Ihren Schultern und Sie schützen die Pflegebedürftigen aktiv. Genau das ist Ihre Aufgabe.

4.5.2 Professionelle Transparenz

In einem Gespräch sagte Bastian Klamke: *»Es stellt sich doch für mich als Fachkraft die Frage, ob ich bei einer der Begehungen nicht mal sagen würde »Wie schön, dass Sie da sind. Sie sehen ja, wie wir besetzt sind – helfen Sie doch bitte mit!«* Zunächst haben wir beide gelacht, danach aber ernsthaft darüber nachgedacht. Unsere Meinung: Wir müssen den staatlichen Kontrollinstanzen (▶ Kap. 3) die Realitäten in der Pflege aufzeigen.

Wir können anhand eines Falls wie den von Klara Bauer auf der Verantwortungsfrage aufbauen und eine ganz andere Art der Begehung beschreiben. Eine Begehung, die auf professioneller Transparenz basiert. Das wird immer dann der Fall sein, wenn ...

- Sie im Gespräch mit der Heimaufsicht aufzeigen, dass Sie bereits Gefährdungsanzeigen geschrieben haben und mit einem Arbeitgeber, der wirklich etwas an der Situation ändern will, bereits gemeinsam nach machbaren Lösungswegen suchen,
- Sie die personelle Besetzung schildern, wie sie wirklich ist, und nicht ausgedruckte Expertenstandards und dicke QM-Ordner auf der Checkliste abhaken.

Niemand kann es Ihnen verübeln, wenn Sie Ihre Stelle kündigen, weil nichts geholfen hat. Aber vergessen Sie nicht Ihren Anteil an Verantwortung. Setzen Sie sich auch nach Ihrer Kündigung für die Pflegebedürftigen und Ihre Kolleg*innen ein. Machen Sie die entsprechenden Stellen weiterhin auf die Situation aufmerksam.

Nutzen Sie auch die Kontrollinstanzen, den Medizinischen Dienst oder auch die Polizei. Ich habe oft gehört, wie gern eben diese Instanzen tätig werden würden, wenn sie nur konkretere Fakten vorliegen hätten. Sie können diese Fakten liefern: pflegefachlich professionell, sachlich und keinesfalls polemisch.

4.5.3 Eine bessere Kommunikation im Team und mit Angehörigen

Die Wichtigkeit von Kommunikation (dies betrifft übrigens auch Ihre innere Kommunikation) habe ich schon beschrieben (▸ Kap. 2.1). Im Beispiel von Klara Bauer wurde deutlich, wie unzureichend und fehlerhaft die Kommunikation mit der Tochter war. Auch die Dokumentation war lückenhaft. Aus den Aufzeichnungen der Tochter wird deutlich, dass sie immer wieder das Gespräch gesucht, nachgefragt, um Informationen gebeten hat etc.

Umgekehrt gilt: Die beste Dokumentation und die perfekteste Pflegeplanung bringen nichts, wenn sie nur auf dem Papier existieren. Es geht durchaus anders. Auch das lässt sich am Fall Klara Bauer beschreiben:

1. Kommunikation ermöglicht Ressourcennutzung
   Wenn die häufigen Stürze im Team klar kommuniziert werden, ebenso wie die immer schlechter werdende Kommunikation mit der Tochter, hätte ein Gespräch frühzeitig Abhilfe geschaffen. Aus professioneller Sicht ergibt sich eine wichtige Ressource in der ganzheitlichen Pflege von Frau Bauer: Gefährdungssituationen wären gar nicht erst aufgetreten. Klara Bauer hätte weniger gelitten, ihre Tochter wäre einbezogen worden.
2. Kommunikation ermöglicht eine gute Pflege
   In der Kommunikation mit der Tochter liegen wichtige Schlüsselelemente für eine gute Pflege von Klara Bauer. Werden diese dokumentiert und ans Team weitergegeben, können funktionierende Maßnahmen nachhaltig implementiert werden.
3. Kommunikation ist mehr als Standardformulierung
   Wenn in der Pflegedokumentation von Klara Bauer konkret auf individuelle Versorgungsaspekte eingegangen wird, wenn bei den Pflegeproblemen Verläufe geschildert werden, dann entsteht ein ganzheitliches Bild ihrer Situation. Standardisierte Formulierungen werden niemanden gerecht.

So hätte es sein können:
Nach einer guten Kommunikation mit der Tochter von Frau Bauer gelang es, eine vertrauensvolle Zusammenarbeit aufzunehmen. Im Gespräch mit der Bezugspflege wurden die Unruhephasen von Klara Bauer genau ermittelt, aus der Biografiearbeit und den Gesprächen mit der Tochter ergaben sich neue Ressourcen. Nun war auch bekannt, dass Klara Bauer Lieblingskirchenlieder hatte. Die Tochter organisierte einen CD-Spieler und entsprechende Musik. Nach genauer Betrachtung der Stürze von Klara Bauer wurde deutlich, was Frau Bauer am Pflegewagen gesucht hat. Neben den mit der Tochter abgestimmten Besuchszeiten in diesen unruhigen Phasen von Frau Bauer werden auch Beschäftigungselemente in der direkten Zimmerumgebung von Frau Bauer geschaffen.

Klara Bauer und die anderen Fallbeispiele in diesem Buch zeigen ein dramatisches Missverhältnis zwischen unserem pflegefachlichen Wissen, den geforderten »Standards« von ausreichender Pflege und unserem Wunsch, unsere Arbeit nach dem aktuellen Wissensstand und unseren Ansprüchen professionell zu erledigen.

Gehen wir weiter in unseren Lösungsansätzen, hin zu ganz praktischen Ideen. Ich werde Ihnen im Folgenden keine neue SIS®-Maßnahmenplanung oder Tagesstrukturpläne beschreiben. Mir liegt nichts daran, die pflegetheoretische Schere noch größer werden zu lassen, als sie schon ist. Konzentrieren wir uns auf den möglichen neuen Weg: Pflegefokus (▸ Kap. 2.6.1) und Personaleinsatzplanung (▸ Kap. 2.8).

4.5.4 Pflegefokus und optimale Personaleinsatzplanung mit Skill Mix

In der interprofessionellen Pflege von Klara Bauer ist neben der optimalen Ressourcennutzung der engagierten Tochter auch die Umsetzung des Pflegefokus wichtig. Dieser dient einer vereinfachten Informationsweitergabe und damit einem effektiven Entgegenwirken des häufigen »Davon weiß ich nichts, das hat mir keiner gesagt«-Problems.

Hier ist die Bezugspflegefachkraft gefordert, ggfs. in Zusammenarbeit mit einer gerontopsychiatrischen Fachkraft. Aus den Unterlagen von Klara Bauer lassen sich Mobilität, Ernährung, Inkontinenz und Beschäftigung als Pflegefokus ableiten, und damit auch die optimierte Personaleinsatzplanung in der Bewohnerumgebung:

- Welche Beschäftigungselemente für Klara Bauer sind individuell, lassen sich aber trotzdem mit anderen Bewohner*innen auf dem Wohnbereich verknüpfen?
- Welche Skill Mix-Einsatzplanung lässt regelmäßige Singkreise und Kirchenbesuche wohnbereichsübergreifend zu?
- Welche Mitarbeiterressourcen lassen sich hier über alle Wohnbereiche verteilt nutzen?
- Wie kann die Tochter beim Thema Ernährung integriert werden? (Die in Gesprächen berichtete, wie wichtig ihrer Mutter früher gemeinsame Mahlzeiten waren)

Mit diesen Fragen lösen Sie sich vom Strukturdenken. Dies wird heute und in Zukunft unverzichtbar sein. Weitere detaillierte Ausführungen zum Thema der Grund-und Behandlungspflege spare ich mir. Sie als Fachkraft kennen sie alle.

Exkurs: Resilienz

An dieser Stelle möchte ich einen weiteren, sehr wichtigen Ansatzpunkt aus unserer Ideenwerkstatt anführen, die Resilienz.

Definition **Resilienz**

*»Resilienz ist eine Kraft, die es Ihnen ermöglicht, schwierige Situationen und Herausforderungen zu bewältigen, indem Sie auf Ihre Ressourcen und Potentiale zurückgreifen. Das Schöne ist: Resilienz lässt sich lernen, entwickeln und fördern!«**

* Koslowski G (2019): Resilienz in der Pflege. Sie sind stärker als Sie glauben. Schlütersche, Hannover, S. 8

In vielen Gesprächen berichteten mir Kolleg*innen, wie oft sie ihren Grundbedürfnissen während ihres Dienstes nicht nachgehen konnten, wie erschöpft und ausgebrannt sie sich fühlen. Das ist die eine Seite. An die Resilienz der Pflegebedürftigen wird eher selten gedacht. Wir denken als Fachkräfte oft zu wenig daran, wie wenig Chance Pflegebedürftige haben, resilienter zu werden. Es gibt nicht genügend Raum dafür. Das gilt für beide, Pflegekräfte und Pflegebedürftige. Ich möchte im Folgenden kurz auf eine mögliche Resilienzförderungsmöglichkeit eingehen, Social Prescribing.

Exkurs: Social Prescribing

Es gibt genügend Erkenntnisse über Isolation, Langeweile und Einsamkeit und ihren gravierenden negativen Folgen für die Gesundheit. Erfreulicherweise gibt es, unabhängig von Alter oder Grad der Pflegebedürftigkeit, eine neue ganzheitliche Sichtweise. Es geht um Maßnahmen zur Resilienzförderung Pflegebedürftiger, wobei sich alternative Versorgungsformen in der Altenpflege, ambulant, teil- oder vollstationär, förderlich auswirken. Deutschland ist hier nicht Vorreiter, aber es gibt Beteiligungsmöglichkeiten.

Das Netzwerk »Social Prescribing«, soziale Teilhabe auf Rezept[53] ist ein globales Netzwerk einer unabhängigen Gruppe mit Teilnehmern aus 20 Ländern. Die Gruppe will »Social Prescribing« in die Versorgung integrieren, eine Online-Bibliothek mit Ressourcen schaffen, eine Webinar-Reihe gestalten, eine interaktive digitale Karte des Social Prescribing in der ganzen Welt entwickeln und den Wissensaustausch erleichtern.

Alle Pflegebedürftigen würden in hohem Maß von einer individuellen sozialen Teilhabe profitieren. Das gilt selbstverständlich für jede Phase der Pflegebedürftigkeit, auch im Bereich der Palliativversorgung. Lassen wir mal die Frage nach der Finanzierung außer Acht. Sehen Sie Social Prescribing als Ideenimpuls.

Social Prescribing startete in Großbritannien primär als Lösungskonzept bei zunehmender Vereinsamung älterer Menschen im häuslichen Umfeld, v. a. in Bezug auf ausbleibende Heilungserfolge oder anhaltende Stagnation mit Entwicklung neuer Symptome. Es geht um Wege aus der Einsamkeit, um Teilhabe und die Steigerung der Lebensqualität.

Nichts anderes beschreibt im Grunde das Recht auf Teilhabe jedes Pflegebedürftigen, unabhängig von seinem Lebensmittelpunkt. Da ist doch das Weiterdenken und Weiterentwickeln von Social Prescribing ein gutes Signal. An der Berliner Charité hat man das bereits erkannt. Dort fand am 19. April 2023 ein erster Kongress zu diesem Thema statt.

In Großbritannien ist das Social Prescribing eine Leistung, die der Hausarzt in England verschreibt. Anschließend kümmert sich ein Netzwerk sog. »Line Worker«. Sie erstellen gemeinsam mit dem Patienten einen Aktionsplan und implementieren Angebote vor Ort in die Behandlung. Dieses Modell könnte auch in Deutschland funktionieren. Der klare Bezug auf unseren Grundsatz »Daheim vor Heim« eröffnet eine Fülle von Möglichkeiten. Würden wir hierzulande das Konzept etwas modifizieren, könnte es auch in der voll- oder teilstationären Versorgung funktionieren. *»Der Vorteil des Social Prescribing Modells ist, dass es sowohl mit der aktuellen Versorgungssi-*

---

53 https://www.gspalliance.com/global-network

tuation als auch neuen Versorgungsmodellen wie Gesundheitskiosken und Primärversorgungszentren kompatibel ist. Es unterstützt dabei den ganzheitlichen interprofessionellen Ansatz der Zentren. Aufgrund dieser hohen Flexibilität des Konzeptes lohnt es sich, Social Prescribing als Modell auch in Deutschland zu verfolgen.«[54]

Bei meiner Recherche stieß ich auf einen 2023 gegründeten Verein. Insa Schrader, die Gründerin von »Healing Culture Networks e. V.«, formuliert es auf der Homepage treffend und deutlich: *»Jetzt ist die Zeit für Healing Culture – Nie waren Bedarf, Bewusstsein und Nutzen größer.«*[55] Healing Culture begreift sich als eine Verbindung oder eine multimodale Integration von Kultur in das Gesundheitswesen.

Ob Sie das Konzept der »Sozialen Teilhabe auf Rezept« verfolgen, oder Ihre Personaleinsatzplanung mit Skill Mix kreativ gestalten, ob Sie mit dem Healing-Culture Networks Kontakt aufnehmen oder sich am internationalen »Think-Tank« des globalen Netzwerkes beteiligen, bleibt Ihnen überlassen. Alles davon wäre ein wichtiger und richtiger Schritt.

Vielleicht ist Ihre Ideenkiste mit unseren Vorschlägen nun etwas voller geworden. Behalten Sie immer den Fokus auf diese Neuausrichtung und das vereinte gemeinsame Handeln unserer Berufsgruppe im Auge. Was hier im Detail nur beispielhaft beschrieben wurde, zeigt doch überdeutlich, wie wichtig es ist, die sträflich vernachlässigten Elemente der geforderten Anteile der professionellen Berufspflege wie z. B. Prävention, Mobilisation, Rehabilitation und soziale Teilhabe in den Alltag auch tatsächlich integrieren zu können. Was passiert, wenn dies nicht geschieht, werden Sie vermutlich nicht nur aus diesem Beispiel direkt vor Augen haben. Das gilt besonders, wenn Sie nun den Ausgang des Urteils im Fall von Klara Bauer lesen werden.

---

54 Herrmann W (2023): Social Prescribing als Modell für Deutschland. In: Monitor Versorgungsforschung (03/23), S. 38. https://www.monitor-versorgungsforschung.de/wp-content/uploads/2023/08/MOVS-20230605-Herrmann-engl.pdf

55 https://healingculture.net/

4.6 Das Urteil im Fall Klara Bauer

Klara Bauer verstarb nach dem folgenschweren Sturz Ende September. Ihre Tochter erhob einige Monate danach Klage gegen die Einrichtung. Das Gericht beschrieb ein Organisationsversagen. Dieses Organisationsversagen stellt zwar objektiv einen groben Behandlungsfehler dar, es lasse aber subjektiv nicht auf grob fahrlässiges Verhalten schließen. Ein einzelner »Schuldiger« oder »Verantwortlicher« wurde nicht gefunden. Der grobe Behandlungsfehler wurde festgestellt, weil es keine Bezugspflege gab, keine Kontinuität in der Versorgung, keine dokumentierten interdisziplinären Fallbesprechungen mit angepassten Maßnahmen zur Förderung der Selbstbestimmung, Mobilitätsförderung oder ein individuelles Risikomanagement des Verletzungsrisikos, das gemeinsam mit dem behandelnden Arzt und v. a. auch unter Einbeziehung der Tochter hätte stattfinden müssen.

Die Tochter erhielt 2.450 Euro vom sog. Hinterbliebenengeld (zzgl. Zinsen seit der Klageerhebung einige Monate nach dem Tod der Mutter) zugesprochen, das die Einrichtung zahlen musste. 450 Euro dieser Summe waren anteilige Beerdigungskosten. 334,75 Euro erhielt die Tochter als Anteil der vorgerichtlichen Rechtsanwaltskosten erstattet.

Natürlich hatten sich die jeweiligen Parteien einen anderen Ausgang erhofft. Die Einrichtung sah sich im Recht, alles Mögliche getan zu haben und keine Schuld am Tod von Frau Bauer zu haben. Die Tochter war gegenteiliger Meinung. Sie musste sich vor Gericht auch der Qual unterziehen, noch einmal das Leid ihrer Mutter unter allen Aspekten beleuchtet zu sehen. Überdies stand sie in der Bringschuld, die Verfehlungen in der Pflege und Versorgung ihrer Mutter mit Hilfe eines Anwaltes beweisen zu müssen. Umso fassungsloser war die Tochter, als sie erfuhr, dass die Einrichtung eine Woche nach dem Tod ihrer Mutter noch eine Höherstufung des Pflegegrades veranlasst hatte. Diese Höherstufung wurde gewährt, die Einrichtung erhielt drei Monate rückwirkend den erhöhten Betrag für den neu bestätigten Pflegegrad 4.

4.7 Fazit: Bestimmen Sie mit über die Zukunft

Das Urteil im Fall von Frau Bauer habe ich bewusst an das Ende dieses Kapitels rund um das Thema »Verantwortung« gestellt. Der Fall Klara Bauer wirft die Fragen nach Verantwortung und Gerechtigkeit auf. Erstere dürfte Ihnen jetzt sicherlich klarer sein. Letztere wird in Ihnen vermutlich ein Gefühl von Entsetzen und Ohnmacht auslösen. Mir ging es jedenfalls so. Fragen wir uns also:

- Ist eine kleine Entschädigung für das Leid von Klara Bauer und ihrer Tochter angemessen? In anderen Ländern wird durchaus ein höherer »Schadenswert« als Hinterbliebenengeld angenommen, was natürlich fallabhängig ist. Aber kann Geld hier die einzige Lösung sein?
- Wie verantwortungsbewusst ist eine Einrichtung, die rückwirkend eine Höherstufung beantragt?

Sprechen Sie über Ihre Erfahrungen und überdenken Sie Ihren Anteil an Verantwortung an Ihrem Arbeitsplatz. Was können und möchten Sie ändern?

Für uns stellt sich die Frage nach der mittel- und langfristigen Zukunftsperspektive der Pflege. Wie soll sie sich weiterentwickeln, was ist überhaupt machbar in Deutschland? Alle aktuellen Entwicklungen sind Schritte auf einem langen Weg. Aber wir können uns nicht damit zufrieden geben, uns irgendwie über Wasser zu halten. Das wird uns als Pflegekräften nicht gerecht, das wird unserer Garantenstellung nicht gerecht. Das muss und darf nicht so bleiben.

In der Altenpflege stellt sich die Frage, wie der Skill Mix langfristig funktioniert, wie sich Ausbau und Weiterentwicklung der modernen Altenpflege gestalten sollen. Es liegt auch in Ihrer Hand, wie groß der Wandel in der Pflege sein wird. Es geht um die Umsetzung unseres pflegefachlichen Wissens für die Pflegebedürftigen, aber auch um die Zukunft unserer Pflegeprofession. Da tut sich durchaus etwas. Wagen wir also gemeinsam einen Blick in die Zukunft!

5 Gesundheitswesen neu denken

»Die größte Schwierigkeit der Welt besteht nicht darin, Leute zu bewegen, neue Ideen anzunehmen, sondern alte zu vergessen.«

John Maynard Keynes (1883–1946), britischer Ökonom

In den folgenden Kapiteln erfahren Sie, warum Sie mit Ihrem Wunsch nach Veränderung nicht allein sind, wo Pflegewissenschaft und Pflegepraxis schon gemeinsam für eine Verbesserung kämpfen und welche klaren Pläne einen Neubau im Gesundheitswesen möglich machen können. Auch hier dürfen, können und sollen Sie sich nach Ihren Möglichkeiten aktiv beteiligen, denn nachhaltige Veränderung kann nur auf diesem Weg funktionieren!

5.1 Fünf wichtige Grundvoraussetzungen

Starten wir mit fünf wichtigen Grundvoraussetzungen, die der Veränderung jede Menge Anschubkraft geben können. Die Vielzahl von unterschiedlichen Verbänden, Initiativen, Gewerkschaften und Pflegekammern kennen Sie. Die Fülle bedeutet leider auch, dass uns die Einigkeit für eine klare Ausrichtung für die Zukunft unseres Berufsstandes fehlt. Diese brauchen wir dringender denn je!

Grundvoraussetzung 1: Einigkeit darüber, wohin und was genau Sie in der Pflege wollen

- Machen Sie auf die akute Notwendigkeit echter, nachhaltiger und spürbarer Reformen im Bereich der Kontrollinstanzen aufmerksam.
- Klären, stärken und implementieren Sie Veränderungen in der Berufspflege.
- Machen Sie Schluss mit der Deprofessionalisierung.
- Setzen Sie sich für adäquate Vergütungssysteme und bezahlbare Pflegeleistungen für die Pflegebedürftigen ein.

Grundvoraussetzung 2: Denken Sie neu und abseits der bekannten alten Strukturen

- Solidarisieren und vernetzen Sie sich.
- Benennen Sie klar Probleme und drohende Missstände.
- Werden Sie sich Ihrer Garantenstellung bewusster.

Grundvoraussetzung 3: Fassen Sie Mut und verändern Sie, was Sie verändern können

- Machen Sie Schluss mit dem »Weiter so«! Dafür braucht es die Offenheit und professionelle Transparenz von Ihnen, Ihren Kolleg*innen und Ihren Vorgesetzten.
- Reißen Sie alte Strukturen ein.
- Beteiligen Sie sich nicht länger an dem ständigen Flickwerk und Lückenstopfmodellen.
- Werfen Sie einen Blick auf das Buchcover: Werden Sie laut. Schauen Sie hin und hören Sie zu.

Grundvoraussetzung 4: Suchen Sie sich Verbündete

- Leisten Sie Überzeugungsarbeit.
- Schließen Sie sich guten, weiterführenden Initiativen an.
- Arbeiten Sie mit den Kontrollinstanzen zusammen

Grundvoraussetzung 5: Alle Beteiligten des Systemversagens müssen neu denken und bereit für Veränderungen sein, nicht nur die Beschäftigten in der Pflege

- Beachten Sie, dass es für die neue Zielsetzung verschiedene Ansatzpunkte und viele Akteure braucht, die gemeinsam daran arbeiten, die neue Struktur einheitlich und flächendeckend umzusetzen.
- Setzen Sie sich für eine multimodale Neuausrichtung des Gesundheitsversorgungssystems in Deutschland ein, in dessen Mittelpunkt die Menschen stehen, die es benötigen.
- Seien Sie sich bewusst, dass es für dieses Ziel Zeit, Geduld, Aktionismus und Klarheit braucht, dass alte Strukturen nicht nur an Ihrem Arbeitsplatz aufgelöst werden müssen.

Während der Arbeit an diesem Buch habe ich in vielen Gesprächen mit Bastian Klamke die Überzeugung gewonnen, dass visionäre Ausblicke wichtig sind. Sie können durchaus ermutigen und eben nicht demotivieren. Natürlich kenne ich die vielen frustrierten Aussagen unserer Kolleg*innen: *»Träum weiter – der Bereich Altenpflege hat keine Lobby, außer natürlich die wirtschaftlichen Interessen für künstliche Ernährung, Inkontinenz- und Wundversorgungsmaterial, Pharmainteressen für Generika oder der wachsende Markt der digitalen Pflegeassistenz.«* Aussagen wie *»Profit statt Pflege«* – *»Pflegen kann jeder«* und *»Veränderung? Gerne, aber wer bezahlt das?«*, kenne ich zur Genüge.

Ich halte es inzwischen mehr mit Winston Churchill, der sagte: *»Die Kunst ist, einmal mehr aufzustehen, als man umgeworfen wird.«* Lange habe auch ich große Zweifel an der Realisierung gehabt und sehr viel Gegenwind ausgehalten. Übrigens auch in meiner eigenen Familie. Da fielen Sätze wie *»Kannst Du mal aufhören die Welt retten zu wollen? In der Pflege wird sich nichts ändern, das ist so und das Gesundheitssystem ist am Ende, genau wie in so vielen anderen Ländern auch. Konzentriere Dich doch mal auf die schöneren Dinge und erkenne an, ein sinkendes Schiff zu verlassen, solange es noch geht. Kluge Menschen machen das.«*

Meine Antwort darauf: Kluge Menschen wissen auch, wie wichtig und unverzichtbar Pflege und die Notwendigkeit und Effizienz der Berufspflege ist.

Jeder von uns hat sie schon mal gebraucht oder wird das noch tun. Außerdem sind Sie nicht allein, wenn es um Reformen geht, um das Einreißen von Denkmälern, verkrusteten Strukturen und altbackenen Ressentiments. Denken Sie etwa an neue und innovative Ideen wie das Buurtzorg-Modell[56], das aus den Niederlanden stammt, aber auch hierzulande neue Wege zeigen kann. Solche Vorhaben können nur gelingen, wenn sich Menschen engagieren und unverdrossen ihr Ziel verfolgen. Die Zielsetzungen und Ansatzpunkte für eine bessere Versorgung der Pflegebedürftigen und bessere Arbeitsbedingungen müssen viel weiter greifen. Es ist meine Überzeugung, dass es uns vereint gelingen kann, alte Strukturen aufzulösen und unseren Berufsstand in eine gelebte Präsenz auf Entscheiderebenen zu entwickeln.

Dazu müssen wir den Fokus auf die bessere Umsetzung der Berufspflege und auf eine nie dagewesene echte Mitbestimmung und Entwicklung setzen. Dies muss die anhaltende Diskussion um »Pflegen kann jeder« und die Defizite der Generalistik mit einbeziehen. Alle Akteure im Gesundheitswesen sind Egoisten in Bezug auf ihre Bereiche. Sie ziehen nicht am gleichen Strang und nicht in eine Richtung.

Wer die Hauptleidtragenden sind, wissen Sie aus Ihrem Alltag. Daran wird die zunehmende Privatisierung im Bereich Gesundheit und Medizin genauso wenig etwas ändern, wie die Fachkraftakquise aus dem Ausland und die Mini-Reformen eines längst gescheiterten Systems seitens der Politik.

> Machen Sie sich deutlich, dass Sie als Pflegekräfte bisher bei politischen und oft wegweisenden Entscheidungen in der Pflege keine echte Mitsprache haben und bis zum heutigen Tag nie wirklich hatten. Um dieses Problem aktiv anzugehen, braucht es neben einer gemeinsamen Linie und einer besseren Vernetzung auch Kolleg*innen, die über den Tellerrand hinausdenken.

[56] https://www.fh-muenster.de/gesundheit/forschung/buurtzorg.php und https://buurtzorg-deutschland.de/

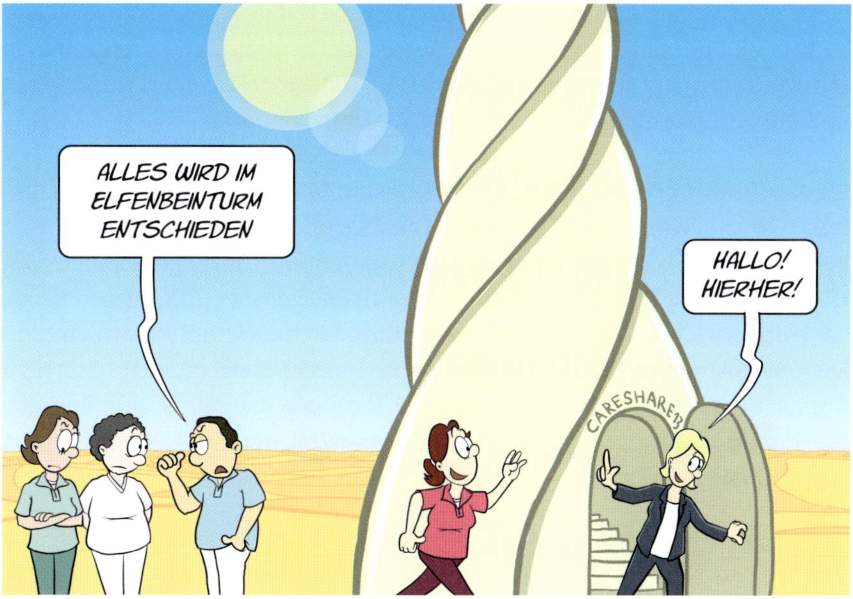

5

5.2 ... für eine menschenwürdige und hochwertige Versorgung

Tatsächlich gibt es eine äußerst spannende Verknüpfung zwischen Fachkolleg*innen aus unterschiedlichen Bereichen der Fachpflege, Therapeut*innen, Krankenkassen, Hochschulen oder selbstständigen Berater*innen aus dem Gesundheitswesen, auch mit zusätzlichem politischen Engagement. Sie gründeten gemeinsam mit der Pflegewissenschaftlerin Prof. Dr. Martina Hasseler das »Institut für Pflege, Altern und Gesundheit« (IPAG e. V.) ein *»Think-Tank für eine menschenzentrierte und hochwertige Versorgung.«*[57]

Im Oktober 2023 sprach ich mit der ersten Vorsitzenden Melanie Philip darüber. Das Ziel ist eine solidarische, zukunftsorientierte und auf den Menschen ausgerichtete Gesundheits-und Pflegeversorgung. Alle Mitglieder

---

[57] Institut für Pflege, Altern und Gesundheit – IPAG e. V. - Georgswall 7a, 26603 Aurich, Vertreten durch: Melanie Philip (1. Vors.) – www.i-pag.de

des IPAG e. V. (seit Januar 2024 bin ich auch aktiv dabei) sehen die Notwendigkeit einer Neuausrichtung und wissen auch, dass dafür tiefgreifende Strukturreformen unverzichtbar sind. Für IPAG e. V. ist die Gesundheits- und Pflegeversorgung eine existenzielle Daseinsvorsorge.

Ihr Positionspapier »Care Share 13 – Gesundheitsversorgung braucht Infrastruktur« (vom 7. Juli 2023) könnte tatsächlich eine Neustrukturierung im Bereich der Gesundheitsversorgung einleiten. Die Expert*innen von IPAG e. V. bezeichnen dieses Papier als *»Architektenentwurf für einen neuen Systemtyp«*. Genau dieser Entwurf geht über Flickwerk und Reformen hinaus und formuliert die richtigen und drastischen Zielsetzungen. Mit dem Namen »Care Share 13« weist das IPAG e. V. auf ein Ziel seiner Bemühungen hin: die Umstrukturierung einiger Sozialgesetzbücher, die Abschaffung des SGB V und SGB XI und den Aufbau eines SGB XIII.

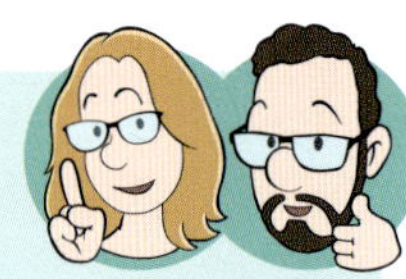

Unser Tipp

Das Positionspapier »Care Share 13« finden Sie unter https://www.i-pag.de/care-share-13/. Das Lesen lohnt sich!

Die Grundvoraussetzungen (▶ Kap. 5.1) sind der Beginn für all das, was für eine notwendige Neuausrichtung kommen muss. Als kontinuierlicher Prozess mit Weiterentwicklung ist der Begriff der Architektur passend.

Aus meinem Gespräch mit Melanie Philip habe ich auch mitgenommen, wie wichtig neben Politik und Gesellschaft auch die Wirtschaft ist, die eine Dringlichkeit des Wandels erkennen muss. Auch wenn ich versucht war zu sagen: *»Was braucht ihr denn noch? Was muss noch passieren, damit sich hier endlich was ändert? Es geht doch um das Wohl der Bürger*innen in unserem Land. Wie viele Beispiele für das Systemversagen sind noch nötig?«* Letztlich muss ich anerkennen, dass sich Veränderungsprozesse erst dann beschleunigen, wenn ein wirtschaftlicher Nutzen der Neuausrichtung für alle klarer wird.

Andere Länder haben dies vor langer Zeit schon getan und durchleben Veränderungsprozesse durchaus effektiv. Während meiner Recherche fand ich tatsächlich eine Studie[58] aus dem Jahr 1989 (!), die eine klare Verbesserung in Seniorenheimen durch den Einsatz von geriatrischen Fachkräften belegte und auch hier bereits erhebliches Potential für Kostensenkungen attestierte und damit Entlastungen des Gesundheitssystems prognostizierte. An dieser Stelle kann also auch ein Aufruf für uns stehen, dass die Kostenträger im Bereich des Gesundheitswesens sich genau diese Entwicklung auch im Hinblick auf den neuen Skill-Mix ansehen. In der Folge somit potenzielle finanzielle Aspekte der Mehrkosten durch schlechte Pflege intensiv der möglichen Kosteneinsparung durch rehabilitative und präventive Pflegemaßnahmen gegenüberstellen. Es wird sich lohnen, davon sind nicht nur Bastian Klamke und ich überzeugt.

Einige Kernpunkte von Care Share 13 werde ich Ihnen noch zeigen (▶ Kap. 5.5), als weitere Ansatzpunkte für den Neustart. Es gibt bereits mehr Akteur*innen mit viel mehr Power, als Sie es sich jetzt vielleicht vorstellen können. Doch zunächst möchte ich den Graben zwischen Pflegewissenschaft und -realität schließen.

5.2.1 ... gemeinsam getragen von Pflegewissenschaft und Pflegerealität

Die Frage nach der Unterstützung der Pflegewissenschaft ist wichtig. Vielleicht haben Sie sich schon mal gefragt, was denn da in den Elfenbeintürmen eigentlich erforscht wird. Kann uns das an der Basis, in der Pflegerealität wirklich helfen?

Prof. Dr. Martina Hasseler, Professorin für Gesundheits- und Pflegewissenschaften sowie Digitalisierung in der Pflege an der Ostfalia Hochschule bestätigt, dass es in der aktuellen Pflegesituation keine Entlastungen geben kann. Diese sind, u. a. bezogen auf die Grundlagen der Pflege, SGB V und

---

[58] https://doi.org/10.2105/AJPH.79.9.1271

SGB XI, so auch gar nicht möglich. Ihre konkrete Vorstellung für eine »bessere Zukunft und Neuformierung« hat es, so viel sei an dieser Stelle schon verraten, wirklich in sich.

- Zu groß ist die Schere zwischen pflegefachlichem Wissen, pflegewissenschaftlichen Erkenntnissen und der Pflegerealität. Das ist ein elementarer Baustein des Systemversagens und tatsächlich »hausgemacht« (durch die Schwachstellen in der Leistungserfassung als Finanzierungsgrundlage der Berufspflege).
- Ähnlich problematisch und konfliktlastig sind Auseinandersetzungen mit neuen QM-Empfehlungen, Ergänzungen der Expertenstandards zu hausinternen Dienstanweisungen und immer wieder neue Updates der QM-Handbücher.
  Die Widersprüche stinken im wahrsten Sinne doch zum Himmel. Mit Grauen denke ich an den Vortrag über neue supersaugstarke Turbo-Inkontinenzvorlagen auf einem Kongress. Damit sei es kein Problem mehr, die Wechselintervalle in der Inkontinenzversorgung noch ein bisschen »zeitlich zu schieben« ...
- Traurig und frustrierend wird es auch, wenn in regelmäßigen Abständen Deutschland erneut besonders schlecht in der Beurteilung unserer pflegeprofessionellen Qualifikation im internationalen Vergleich ausfällt und sich so manche Kollegin zu Recht fragt, warum sie eigentlich eine Weiterbildung, Weiterqualifikation oder gar ein Studium absolviert hat oder dies plant.
- Gerade die Lückenstopfmodelle führen über kurz oder lang zu der Frage, ob echte berufliche Fachpflege auf politischer Diskussionsebene überhaupt gewünscht ist?
- Unbeantwortet ist noch die Frage, ob der Weg in die Generalistik die richtige Entscheidung war. Wie konkurrenzfähig ist unser Ausbildungssystem überhaupt noch? Reicht eine EU-weite Anerkennung hier als schlagkräftiges Argument wirklich aus?

5.2.2 ... gegen die Deprofessionalisierung

Wie viel Pflegefachlichkeit soll die Zukunft der (Alten)pflege aus Ihrer Sicht als Pflegefachkraft enthalten? Die ständige Ignoranz der Folgen der Deprofessionalisierung frustrieren. Es passt einfach nicht zusammen. Wir beschweren uns auf der einen Seite über die Arbeitsbedingungen bei dem hohen pflegefachlichem Wissen und Können, das wir als Fachkräfte haben, und nehmen auf der anderen Seite die stetig wachsende Laienpflege resigniert hin.

- Wollen wir diese Deprofessionalisierung weiter billigend in Kauf nehmen – mit allen Konsequenzen?
- Ist es nicht angesichts des demografischen Wandels und der Zunahme und Komplexität der geriatrischen Erkrankungen wichtiger, mehr Berufspflege zu etablieren und diese auch auf der Leistungsebene sichtbarer zu machen?
- Scheitern wir nicht schon lange genug an »so viel Wissen und so wenig Möglichkeiten zur Umsetzung – und wieder Frust und Schaden für alle Beteiligte«?

Prof. Dr. Hasseler ist überzeugt davon, dass es sich nicht nur lohnt, für diese Fragen klare Antworten zu finden, sondern nochmal genauer auf den Stellenwert von Berufspflege um uns herum – also außerhalb unseres Berufsstandes – zu schauen.

Das Positionspapier Care Share 13 geht noch weiter. Ich empfinde es auch hinsichtlich einer nachhaltigen Verbesserung der Arbeitsbedingungen und damit auch zugunsten der Pflegebedürftigen als wegweisend[59]:

- Die Pflegeversicherung kann so wie sie ist nicht funktionieren. Sie finanziert u. a. keine Berufspflege, sondern deprofessionaliert die Pflegeberufe.
- So sollen bisherige Gebietskörperschaften (z. B. Bundesländer) künftig mit den Selbstverwaltungsorganen (z. B. Kassen) und den Vertreter*innen der Berufspflege vor Ort zusammenarbeiten.

[59] Vgl. Two-Page Paper auf https://www.i-pag.de/care-share-13/

- Medizinisch-pflegerische Tandem-Versorgung ist eine »Zentrallinie«, ohne dass auf Ärzt*innenvorbehalt oder Pflegebedürftigkeitsbegriff zurückgegriffen wird.
- Die Zentrierung auf Ärzt*innen muss fallen. In den Versorgungsverträgen müssen auch präventiv-salutogenetisch wirkende Gesundheitsfachberufe auftauchen.
- Die Finanzierung übernehmen Care Share-Kooperativen, die sich aus den bisherigen Kranken- und Pflegekassen zusammensetzen. Das System aus GKV und PKV (Gesetzliche bzw. Private Krankenversicherungen) verhindert bislang die solidarische Beitragsfinanzierung.

5.3 Die Zukunft der Berufspflege: neues Standing und mehr Verantwortung

Auch die Akteure und Entscheider der Politik und des Gesundheitswesens müssen sich fragen lassen, wie viel Pflegefachlichkeit die Versorgung der Pflegebedürftigen künftig enthalten soll. Dabei geht es auch um die wirtschaftliche Perspektive.

5.3.1 Fachpflege anerkennen

Die Pflegesatzverhandlungen der Träger, die unsäglichen »Minutenwerte« in der ambulanten Pflege zeigen deutlich, dass hier keine Pflegefachlichkeit in die Berechnungsgrundlage eingeflossen ist. Vorwiegend SGB V und SGB XI sind somit für Teile der Pflegemisere definitiv mitverantwortlich.

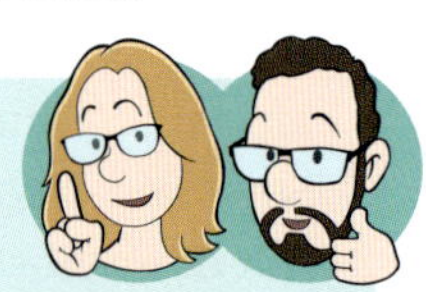

Unser Tipp

Wenn Sie sich intensiver mit der Pflegeversicherung und deren Schwachstellen beschäftigen möchte, werfen Sie doch mal einen Blick in Lixenfeld C (2020): Schafft die Pflegeversicherung ab. Rowohlt, Hamburg.

In der derzeitigen Versorgungsstruktur mit den Sozialgesetzbüchern SGB V und SGB XI, der Definition der Pflegebedürftigkeit und der Einteilung der Pflegegrade, fehlt die Fachpflege. Es gibt keine Leistungserfassung der Berufspflege und schon gar keinen Platz für Pflegediagnosen als Erfassungsinstrument, wie beispielsweise durch NANDA, NIC oder NOC. In den Worten von Prof. Dr. Hasseler: *»Das SGB XI ist der Sargnagel der Berufspflege.«*

Ein gutes Beispiel ist hier beispielsweise die Feststellung eines Pflegegrad 3. Dort gibt es keinerlei Hinweise auf die für diesen Pflegebedürftigen relevanten Pflegediagnosen. Doch aus diesen wird erst klar, welchen Pflegebedarf und mögliche Leistungen aus der Fachpflege für diesen Menschen erforderlich sind. Doch das Erfassungstool für die Feststellung der Pflegebedürftigkeit gibt das gar nicht her. Insofern kann auch niemand sagen, wie dieser Pflegebedürftige in Bezug auf eine rehabilitative Pflege unterstützt werden könnte, wie genau und nachhaltig der von der Pflegeversicherung gestützte Grundsatz »Daheim vor Heim« umgesetzt werden kann.

Die Pflegeversicherung trat am 1. Januar 1995 in Kraft. Sie setzt, als Teilkasko-Versicherung, die aufopferungsvolle Pflegebereitschaft der Angehörigen voraus. Finanzielle Entlastungen soll sie geben, jedoch keine Vollversicherung bieten. Notwendige Adaptionen haben nur unzureichend stattgefunden und jetzt sehen wir das derzeitige Ergebnis in der ambulanten und stationären Versorgungsstruktur. Der Kollaps dieses Systems steht unmittelbar bevor:

- »Häuslichkeit vor stationärer Versorgung« – Der Grundsatz ist gut. Doch die finanziellen und ambulanten Unterstützungsleistungen sind kaum als ausreichend zu bezeichnen.
- Die Teilleistungen der Pflegeversicherung anhand der Pflegegrade unterscheiden nicht zwischen Laien- und Fachpflege. Es fehlt eine leistungsrechtliche Erfassung.
- Es darf zwischen Pflegegeld und Sachleistungen gewählt werden. Beides ist in der heutigen Zeit häufig nicht ausreichend. Es wird stattdessen immer eine große Menge an Eigenleistung der betroffenen Familien vorausgesetzt. Von Berufspflege ist keine Rede.
- Pflegebedürftigkeit wird immer öfter zur Armutsfalle.

Würden die Akteure genauer hinschauen, könnten sie sehen, wie hoch die Folgekosten völlig erschöpfter pflegender Angehöriger sind. Sie stehen der Wirtschaft nicht mehr als Arbeitskräfte zur Verfügung, weil sie sich im Spagat zwischen Beruf und pflegendem Angehörigen erschöpfen. Es wundert mich immer noch, dass auch hier die entstehenden Krankheitskosten und Arbeitskraftverluste nicht prominenter untersucht und für die Allgemeinheit verständlicher veröffentlicht werden.

Andere Länder haben schon viel früher den wirtschaftlichen Nutzen der Berufspflege erkannt und die notwendigen Maßnahmen eingeleitet. Worauf wartet Deutschland?

5.3.2 Pflegeausbildung reformieren

Die Modernisierung der Pflegeberufe mit der generalistischen Pflegeausbildung ist noch nicht zu Ende gedacht. Neutral formuliert sind auch die bisherigen Maßnahmen, Nachwuchskräfte zu gewinnen, nicht effektiv gewesen. Das Gegenteil ist der Fall: *»Die Zahl der neu abgeschlossenen Ausbildungsverträge [sank] gegenüber dem Vorjahr um sieben Prozent oder 4.100 (2021: 56300 Neuverträge).«*[60]

Die Generalistik als eine Art »Flexibilitätsgarantie und Türöffner auch für die europäische Anerkennung«[61] zu bezeichnen, steht der berechtigten Frage gegenüber, ob nicht wichtige Elemente aus den fachlichen Qualifikationen der geriatrischen, pädiatrischen und weiteren Bereichen der Fachpflege im Lehrplan fehlen. So beklagen es viele Kolleg*innen, mit denen ich gesprochen habe.

Es entwickeln sich im Rahmen der völlig unzureichenden Digitalisierung in der Pflege ganz neue Arbeitsfelder. Mal abgesehen von der Telemedizin mit digitaler Pflegeberatung.

---

[60] https://www.sueddeutsche.de/politik/pflege-auszubildende-statistisches-bundesamt-1.6070766

[61] https://www.bundesgesundheitsministerium.de/pflegeberufegesetz

Die Diskussionen um eine Erhöhung der Akademisierungsquote für Pflegeberufe bringen nichts. Noch wird ja nicht einmal die Pflegefachlichkeit erfasst und gesehen. Die wichtige Unterscheidung zwischen Fach- und Laienpflege fehlt, die häufige Vermischung von Pflege und Betreuung ist in der Gesellschaft falsch verankert. Weitere offene Fragen:

- Wie sollen die künftigen Aufgaben und erweiterten Kompetenzen für die Fachkräfte mit und ohne akademischem Abschluss aussehen?
- Wie funktioniert der Skill Mix in der Realität?
- Welche Chancen und Nutzen in der Personaleinsatzplanung haben wir nachhaltig erreichen können – hoffentlich etwas optimiert mit dem Pflegefokus (▶ Kap. 2.6.1)?

Da ist noch vieles ungeklärt. Das Pflegeberufegesetz hilft bislang auch nicht weiter.

Stärken und Schwächen des neuen Pflegeberufegesetzes

Das Pflegeberufegesetz trat im Januar 2020 in Kraft. Beginnen wir mit einem Widerspruch und schauen wir uns genau die vorbehaltlichen Aufgaben der Fachkräfte im Pflegeberufegesetz und die Ausbildungsinhalte der Generalistik[62] an:

Info

Abschnitt 2 – Vorbehaltene Tätigkeiten lt. Pflegeberufegesetz

§ 4 Vorbehaltene Tätigkeiten

(1) Pflegerische Aufgaben nach Absatz 2 dürfen beruflich nur von Personen mit einer Erlaubnis nach § 1 Absatz 1 durchgeführt werden. Ruht die Erlaubnis nach § 3 Absatz 3 Satz 1, dürfen pflegerische Aufgaben nach Absatz 2 nicht durchgeführt werden.

[62] https://www.gesetze-im-internet.de/pflbg/BJNR258110017.html

(2) Die pflegerischen Aufgaben im Sinne des Absatzes 1 umfassen
1. die Erhebung und Feststellung des individuellen Pflegebedarfs nach § 5 Absatz 3 Nummer 1 Buchstabe a,
2. die Organisation, Gestaltung und Steuerung des Pflegeprozesses nach § 5 Absatz 3 Nummer 1 Buchstabe b sowie
3. die Analyse, Evaluation, Sicherung und Entwicklung der Qualität der Pflege nach § 5 Absatz 3 Nummer 1 Buchstabe d.

(3) Wer als Arbeitgeber Personen ohne eine Erlaubnis nach § 1 Absatz 1 oder Personen, deren Erlaubnis nach § 3 Absatz 3 Satz 1 ruht, in der Pflege beschäftigt, darf diesen Personen Aufgaben nach Absatz 2 weder übertragen noch die Durchführung von Aufgaben nach Absatz 2 durch diese Personen dulden.

In der aktuellen Versorgungs- und Finanzierungsstruktur der Pflegeversicherung wird die Fachpflege nicht berücksichtigt. Im Pflegeberufegesetz wird aber u. a. der Pflegeprozess gewünscht. Dieser Widerspruch ist ein hervorragender Diskussionsstart auf Entscheiderebene: Was, wie viel und wo im Bereich »Pflege« ist Pflegefachlichkeit gewünscht?

Die generalistische Ausbildung

Info

Teil 2 – Berufliche Ausbildung in der Pflege

Abschnitt 1 - Ausbildung

§ 5 Ausbildungsziel

(1) Die Ausbildung zur Pflegefachfrau oder zum Pflegefachmann vermittelt die für die selbstständige, umfassende und prozessorientierte Pflege von Menschen aller Altersstufen in akut und dauerhaft stationären sowie ambulanten Pflegesituationen erforderlichen fachlichen und personalen Kompetenzen einschließlich der zugrunde liegenden methodischen, sozialen, interkulturellen und kommunikativen

Kompetenzen und der zugrunde liegenden Lernkompetenzen sowie der Fähigkeit zum Wissenstransfer und zur Selbstreflexion. Lebenslanges Lernen wird dabei als ein Prozess der eigenen beruflichen Biographie verstanden und die fortlaufende persönliche und fachliche Weiterentwicklung als notwendig anerkannt.

(2) Pflege im Sinne des Absatzes 1 umfasst präventive, kurative, rehabilitative, palliative und sozialpflegerische Maßnahmen zur Erhaltung, Förderung, Wiedererlangung oder Verbesserung der physischen und psychischen Situation der zu pflegenden Menschen, ihre Beratung sowie ihre Begleitung in allen Lebensphasen und die Begleitung Sterbender. Sie erfolgt entsprechend dem allgemein anerkannten Stand pflegewissenschaftlicher, medizinischer und weiterer bezugswissenschaftlicher Erkenntnisse auf Grundlage einer professionellen Ethik. Sie berücksichtigt die konkrete Lebenssituation, den sozialen, kulturellen und religiösen Hintergrund, die sexuelle Orientierung sowie die Lebensphase der zu pflegenden Menschen. Sie unterstützt die Selbstständigkeit der zu pflegenden Menschen und achtet deren Recht auf Selbstbestimmung.

(3) Die Ausbildung soll insbesondere dazu befähigen

1. die folgenden Aufgaben selbstständig auszuführen:
   a) Erhebung und Feststellung des individuellen Pflegebedarfs und Planung der Pflege,
   b) Organisation, Gestaltung und Steuerung des Pflegeprozesses,
   c) Durchführung der Pflege und Dokumentation der angewendeten Maßnahmen,
   d) Analyse, Evaluation, Sicherung und Entwicklung der Qualität der Pflege,
   e) Bedarfserhebung und Durchführung präventiver und gesundheitsfördernder Maßnahmen,
   f) Beratung, Anleitung und Unterstützung von zu pflegenden Menschen bei der individuellen Auseinandersetzung mit Gesundheit und Krankheit sowie bei der Erhaltung und Stärkung der eigenständigen Lebensführung und Alltagskompetenz unter Einbeziehung ihrer sozialen Bezugspersonen,

> g) Erhaltung, Wiederherstellung, Förderung, Aktivierung und Stabilisierung individueller Fähigkeiten der zu pflegenden Menschen insbesondere im Rahmen von Rehabilitationskonzepten sowie die Pflege und Betreuung bei Einschränkungen der kognitiven Fähigkeiten,
> h) Einleitung lebenserhaltender Sofortmaßnahmen bis zum Eintreffen der Ärztin oder des Arztes und Durchführung von Maßnahmen in Krisen- und Katastrophensituationen,
> i) Anleitung, Beratung und Unterstützung von anderen Berufsgruppen und Ehrenamtlichen in den jeweiligen Pflegekontexten sowie Mitwirkung an der praktischen Ausbildung von Angehörigen von Gesundheitsberufen,
>
> 2. ärztlich angeordnete Maßnahmen eigenständig durchzuführen, insbesondere Maßnahmen der medizinischen Diagnostik, Therapie oder Rehabilitation,
> 3. interdisziplinär mit anderen Berufsgruppen fachlich zu kommunizieren und effektiv zusammenzuarbeiten und dabei individuelle, multidisziplinäre und berufsübergreifende Lösungen bei Krankheitsbefunden und Pflegebedürftigkeit zu entwickeln sowie teamorientiert umzusetzen.
>
> (4) Während der Ausbildung zur Pflegefachfrau oder zum Pflegefachmann werden ein professionelles, ethisch fundiertes Pflegeverständnis und ein berufliches Selbstverständnis entwickelt und gestärkt.

Das Ausbildungsziel nach § 5 Abs. 1 und 2 ist eine hervorragende Beschreibung der Berufspflege, wie sie sein soll! Vielleicht muss man diese Passagen in jeder Einrichtung, in jedem Krankenhaus und in jedem ambulanten Pflegedienst aushängen. Dann weiß ausnahmslos jeder, was von ihm gefordert wird. Es ist eine wunderbare Richtlinie bzw. ein Gesetz, an dem sich alle Beteiligten, also auch alle Entscheider, orientieren können.

Viele Forderungen des ICN-Ethikkodex (▸ S. 118), das Arbeiten nach den neuesten pflegewissenschaftlichen Erkenntnissen auf Grundlage einer professionellen Ethik etc. finden sich im Gesetz. Wie aber können dann die zahlreichen Abweichungen ohne Konsequenzen, in derartiger Vielzahl und über einen quälend langen Zeitraum möglich sein?

- Wie viele dieser Ausbildungsziele können Praxisanleiter*innen realistisch mit ihren Auszubildenden umsetzen?
- Können Sie Absatz 2 an Ihrem Arbeitsplatz umsetzen?
- Wie sieht es aus mit der Umsetzung von »*sozialpflegerischen Maßnahmen zur Erhaltung, Förderung, Wiedererlangung oder Verbesserung der physischen und psychischen Situation der zu pflegenden Menschen, ihre Beratung sowie ihre Begleitung in allen Lebensphasen und die Begleitung Sterbender*«?

Was hierzulande in der Praxis kaum umsetzbar ist, funktioniert in manchem unserer Nachbarländer einwandfrei (▶ Kap. 2.9.1). Dort sieht deutlich besser aus, was Entscheidungsträger hierzulande aus Unwissenheit oder Kommunikationsdefizit bislang fehlinterpretiert haben.

Die integrierte hochschulische Pflegeausbildung

Info

Teil 3 – Hochschulische Pflegeausbildung

§ 37 Ausbildungsziele

(1) Die primärqualifizierende Pflegeausbildung an Hochschulen befähigt zur unmittelbaren Tätigkeit an zu pflegenden Menschen aller Altersstufen und verfolgt gegenüber der beruflichen Pflegeausbildung nach Teil 2 ein erweitertes Ausbildungsziel.

(2) Die hochschulische Ausbildung zur Pflegefachfrau oder zum Pflegefachmann vermittelt die für die selbstständige umfassende und prozessorientierte Pflege von Menschen aller Altersstufen nach § 5 Absatz 2 in akut und dauerhaft stationären sowie ambulanten Pflegesituationen erforderlichen fachlichen und personalen Kompetenzen auf wissenschaftlicher Grundlage und Methodik.

(3) Die hochschulische Ausbildung umfasst die in § 5 Absatz 3 beschriebenen Kompetenzen der beruflichen Pflegeausbildung. Sie befähigt darüber hinaus insbesondere

1. zur Steuerung und Gestaltung hochkomplexer Pflegeprozesse auf der Grundlage wissenschaftsbasierter oder wissenschaftsorientierter Entscheidungen,
2. vertieftes Wissen über Grundlagen der Pflegewissenschaft, des gesellschaftlich-institutionellen Rahmens des pflegerischen Handelns sowie des normativ-institutionellen Systems der Versorgung anzuwenden und die Weiterentwicklung der gesundheitlichen und pflegerischen Versorgung dadurch maßgeblich mitzugestalten,
3. sich Forschungsgebiete der professionellen Pflege auf dem neuesten Stand der gesicherten Erkenntnisse erschließen und forschungsgestützte Problemlösungen wie auch neue Technologien in das berufliche Handeln übertragen zu können sowie berufsbezogene Fort- und Weiterbildungsbedarfe zu erkennen,
4. sich kritisch-reflexiv und analytisch sowohl mit theoretischem als auch praktischem Wissen auseinandersetzen und wissenschaftsbasiert innovative Lösungsansätze zur Verbesserung im eigenen beruflichen Handlungsfeld entwickeln und implementieren zu können und
5. an der Entwicklung von Qualitätsmanagementkonzepten, Leitlinien und Expertenstandards mitzuwirken.

(4) Die Hochschule kann im Rahmen der ihr obliegenden Ausgestaltung des Studiums die Vermittlung zusätzlicher Kompetenzen vorsehen. Das Erreichen des Ausbildungsziels darf hierdurch nicht gefährdet werden.

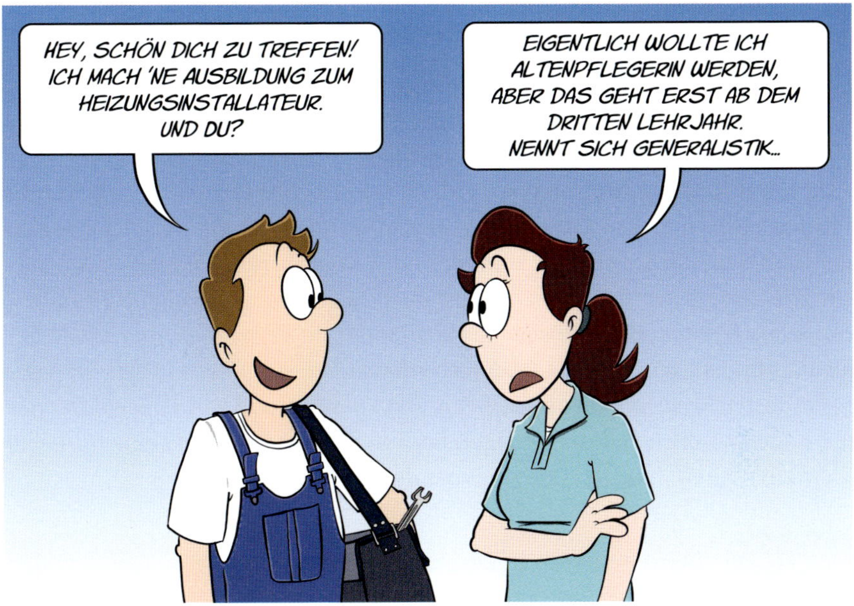
HEY, SCHÖN DICH ZU TREFFEN! ICH MACH 'NE AUSBILDUNG ZUM HEIZUNGSINSTALLATEUR. UND DU?
EIGENTLICH WOLLTE ICH ALTENPFLEGERIN WERDEN, ABER DAS GEHT ERST AB DEM DRITTEN LEHRJAHR. NENNT SICH GENERALISTIK...

Zur Info: In Deutschland liegt der Anteil der Pflege-Absolventen eines Jahrgangs mit einem Pflege-Studium lediglich bei ein bis zwei Prozent. In den Niederlanden sind es etwa 45 Prozent, in Schweden und Großbritannien 100 Prozent.[63] Da ist die Aufnahme der Akademisierung im Pflegeberufegesetz schon eine gute Nachricht. Aber in diesem Fall ist noch viel Luft nach oben, nicht nur was die Steigerung der Studentenanzahl angeht, sondern auch bei der Frage, wie genau sie in der Praxis dann tätig werden können. Dass eine Akademisierung zukunftsweisend ist, ohne dabei den Pflegefachmann/die Pflegefachfrau zu »degradieren«, liegt in besonderem Maße an den künftigen Stellenbeschreibungen und Einsätzen der akademisierten Pflegefachkräfte. Unverzichtbar sind sie ohnehin, denn es hat sich gezeigt, *»dass sich der Einsatz von akademisch ausgebildeten Pflegenden positiv auf die Patientenversorgung auswirkt.*

---

63 https://www.bibliomedmanager.de/news/37318-deutschland-liegt-bei-akademisierung-der-pflege-zurueck

Trotzdem gibt es Hindernisse, die die Beschäftigung von Hochschulabsolventinnen und Hochschulabsolventen erschweren. Die Qualitätssteigerung, die durch akademisch qualifizierte Pflegende erreicht werden kann, lässt sich bei der sektorenübergreifenden Versorgung finanziell bisher möglicherweise nur unzureichend abbilden. Wenn akademisch ausgebildete Pflegende in der Langzeitpflege eine Krankenhauseinweisung verhindern, wirkt sich dies zwar positiv auf die Pflegequalität aus, kann aber nicht vergütet werden, da die Kostenentlastung der Krankenversicherung und nicht der Pflegeversicherung zugutekommt. Solche Effekte reduzieren die Anreize für Träger stationärer Langzeiteinrichtungen, akademisch ausgebildete Pflegende einzustellen, da sie zwar die finanzielle Belastung tragen, aber für die Qualitätsverbesserung der Pflege möglicherweise nicht ausreichend refinanziert werden. Die Finanzierung von Pflegeleistungen aus unterschiedlichen Sozialgesetzbüchern stellt in diesem Punkt eine Hürde für die Weiterentwicklung des Pflegeberufes dar.«[64]

Fazit **Wir verfolgen in Deutschland die falsche Reihenfolge**

Wir müssen zuerst die Frage nach der gewünschten Berufspflege, die nicht nur im Gesetzestext steht, festigen und ein Leistungsrecht dafür entwickeln. Dies ist ausführlich im Care Share 13-Positionspapier beschrieben – und es ist unabdingbar für alle weiteren Entwicklungsschritte. Dabei muss auch die wirtschaftliche Seite betrachtet werden, um die Vorteile daraus erkennen bzw. errechnen zu können.

[64] Klein B, Hamel L, Peters M, Meng M (2022): Patientenbezogener Mehrwert des Einsatzes von Pflegefachpersonen mit akademischer Ausbildung: ein Rapid Review. Version 1.0, BIBB, Bonn, Seite 21–22 https://res.bibb.de/vet-repository_780880

5.3.3 Schlechte Pflege darf sich nicht länger lohnen

Andere Länder haben andere Finanzierungskonzepte für die Pflege geschaffen und den Mehrwert z. B. durch einen erhöhten Anteil von Prävention eben auch in der Altenpflege erkannt. So finanzieren Schweden und Dänemark beispielweise die Pflege primär über Steuern, kommunal geregelt und in der Leistungserbringung ebenfalls kommunal verankert. Unsere Nachbarn Frankreich und die Niederlande haben sich für einen Mix aus Steuern und Sozialversicherungsbeiträgen für die Pflegefinanzierung entschieden. In Deutschland verharrt die politische Diskussion noch immer im Festhalten an der Pflegeversicherung als einzige Finanzierungssäule. Die Berufspflege ist stimmrechtlich am Verhandlungstisch nicht vertreten. Das bedeutet auch, dass eine Veränderung zugunsten unserer Berufsausübung und unserer Pflegebedürftigen schwierig bleibt.

Wir alle, Pflegefach- und Hilfskräfte, entscheiden aber über die Geschwindigkeit der Veränderung mit. Dass bei dem rasanten Anstieg von Pflegebedürftigkeit und Multimorbidität einer immer älter werdenden Gesellschaft Handlungsbedarf besteht, ist doch unstrittig. Das derzeitige System, in dem sich schlechte Pflege für viele Akteure lohnt, ist ein Kernproblem.

Auch hier lohnt sich wieder der Blick in andere Länder, die sich mit Auswirkungen des sog. »missed nursing«, also den Einflüssen durch fehlende Pflegeleistungen, Unterbesetzung oder zu wenig Pflegefachpräsenz beschäftigen.

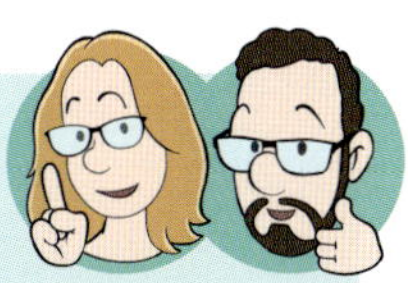

Unser Tipp

Lesen Sie doch mal diese aussagekräftige Studie aus Australien: https://doi.org/10.1002/kjm2.12308

Daraus geht klar hervor, welche Vorteile die Fachpflege in der Versorgung von Pflegebedürftigen hat und wie breit gefächert und dramatisch die Folgen der Deprofessionalisierung, der Unterbesetzung und somit das Ausbleiben wichtiger Pflegeleistungen sind. Das ist ein weltweites Problem. Wir sind damit in Deutschland nicht allein. Doch Tatsache ist auch, dass andere Länder in diesem Bereich wieder mal weiter sind.

Modellprojekte müssen her

Verharren wir nicht bei den Widersprüchen aus der Pflegefachlichkeit durch das Pflegeberufegesetz und dem Nichtvorhandensein der fachlichen Pflege als Leistung in der Finanzierung von Teilleistungen. Nehmen wir als Zwischenschritt doch das genaue Erfassen und Aufzeigen der Ergebnisse des neuen Skill Mix mit all seinen Auswirkungen. Machen wir die Folgen der Generalistik durch Modellprojekte sichtbarer. Warum sollten wir hier nicht auch mal treibende Kräfte sein?

Dafür bietet uns das Berufegesetz einen Anreiz, der aus meiner Sicht deutlich zu wenig genutzt wird. Je klarer wir die Ziele solcher Modellprojekte an den jetzigen Pflegerealitäten ausrichten, umso eher können wir künftigen Fehlentscheidungen vorbeugen. Dann wird aus den Modellvorhaben zur Weiterentwicklung der Pflegeberufe auch mehr als nur die neue Legitimierung der schleichenden Deprofessionalisierung.

Info

Gesetz über die Pflegeberufe 1 (Pflegeberufegesetz PflBG)
§ 15 Modellvorhaben zur Weiterentwicklung des Pflegeberufs
(1) Zur zeitlich befristeten Erprobung von Konzepten zur Durchführung der schulischen und praktischen Ausbildung können die Länder im Einvernehmen mit dem Bundesministerium für Familie, Senioren, Frauen und Jugend und dem Bundesministerium für Gesundheit Abweichungen von den §§ 6, 7 und 10 und den Vorschriften der Ausbildungs- und Prüfungsverordnung nach § 56 Absatz 1, die sich nicht auf Inhalte oder Prüfungsvorgaben beziehen, zulassen, sofern das Erreichen der Ausbildungsziele nach § 5 nicht gefährdet wird und die Vereinbarkeit der Ausbildung mit der Richtlinie 2005/36/EG

des Europäischen Parlaments und des Rates vom 7. September 2005 über die Anerkennung von Berufsqualifikationen (ABl. L 255 vom 30.9.2005, S. 22; L 271 vom 16.10.2007, S. 18), die zuletzt durch den Delegierten Beschluss (EU) 2016/790 (ABl. L 134 vom 24.5.2016, S. 135) geändert worden ist, gewährleistet ist. Dabei können Teile des theoretischen Unterrichts nach § 6 Absatz 2 als Fernunterricht erteilt werden.

(2) Die Zulassung als Modellvorhaben setzt voraus, dass

1. das Erprobungsziel beschrieben wird und erkennen lässt, welche qualitativen Verbesserungen für die Pflegeausbildung unter Beachtung der berufsfeldspezifischen Anforderungen erwartet werden,
2. eine sachgerecht begleitende und abschließende wissenschaftliche Evaluierung des Modellvorhabens gewährleistet ist und
3. die Laufzeit des Modellvorhabens fünf Jahre nicht überschreitet und eine Verlängerung um höchstens zwei Jahre anhand der Evaluierungsergebnisse zu begründen ist.

Wie wäre es mit einem Modellprojekt für die Kurzzeitpflege? Es würde sich doch lohnen, insbesondere in der Altenpflege einen Anreiz zu schaffen, Pflegebedürftige im Rahmen einer Kurzzeitpflege durch eine professionelle Pflege wieder in die Häuslichkeit entlassen zu können. Ermöglicht durch einen hohen Anteil an Rehabilitation, Beratung und Prävention inklusive Angehörigenschulung.

Das wäre eine positive Aussage für uns und für die Einrichtung, die dies im Rahmen eines Modellprojektes möglich macht. Auch für die Kranken- und Sozialkassen müsste das interessant sein. Hier lassen sich doch Einsparungen auch für Folgekosten erwirken!

Beispiel **Dänemark: Präventive Hausbesuche**

In Dänemark gibt es aus kommunalen Steuermitteln finanzierte Pflegefachkräfte, die präventiv jeden Bürger über 82 Jahren, der noch in seinem häuslichen Umfeld lebt, regelmäßig besucht, mögliche Bedarfe für häusliche Pflege oder Betreuung erfasst und entsprechende Maßnahmen einleitet.

In Niedersachsen startete ein ähnliches Projekt 2020: *»Die »Präventiven Hausbesuche« sind ein Angebot für alle Menschen ab 80 Jahren. Die Seniorinnen und Senioren werden in ihrer eigenen Wohnung besucht. Dabei soll es nicht nur eine Beratung zur alters- und seniorengerechten Ausstattung der Wohnung, sondern auch weitere Informationen geben. Die Besuchspersonen geben etwa Tipps über Hilfsangebote wie Mittagstische, Einkaufshilfen, Nachbarschaftsaktivitäten, Alltagsbegleitung, technische Unterstützungsmöglichkeiten oder Hausnotrufsysteme. Darüber hinaus können auch die gesundheitliche Situation, Ernährung, Bewegung und soziale Kontakte Thema sein.«*[65] Ende 2023 war Schluss des Projektes, das sehr erfolgreich war. Doch bevor es weiterlaufen kann, müssen die Expert*innen den Erfolg zunächst bestätigen.[66]

In Rheinland-Pfalz gibt es die erfolgreiche Umsetzung eines Modellprojektes »Gemeindeschwester plus«. Dies ist vorwiegend eine Idee für ländliche Regionen. Es geht um den Fokus auf die Unterstützung, Beratung und Gesundheitsprävention für ein selbstbestimmtes Leben im Alter und darum, die Pflegebedürftigkeit hinauszuzögern und/oder zu verhindern. Nach einer dreijährigen Modellphase (2015–2018), einer vierjährigen Verstetigungsphase von (2019–2022) und einem zukunftsweisenden Landesprogramm seit 2023–2026 mit finanzieller Förderung aus Landesmitteln. Die Modellphase wurde wissenschaftlich begleitet vom Deutschen Institut für angewandte Pflegeforschung (DIP). Das ist ein Schritt in die richtige Richtung.[67]

---

65 https://www.ms.niedersachsen.de/startseite/jugend_familie/senioren_generationen/praventive_hausbesuche/land-initiiert-projekt-der-praventiven-hausbesuche-fur-seniorinnen-und-senioren-186074.html

66 https://www.aerztezeitung.de/Nachrichten/Finanzierung-praeventiver-Hausbesuche-in-niedersaechsischen-Kommunen-unsicher-440859.html

67 https://mastd.rlp.de/themen/soziales/gut-leben-im-alter/gemeindeschwester-plus

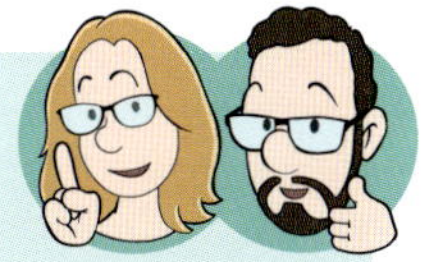

Unser Tipp

Wenn Sie sich als engagiertes Team mit wahren Leuchtturmprojekten hier nicht wiederfinden, dann denken Sie bitte an die Vernetzung. Teilen Sie es den Kolleg*innen außerhalb Ihrer Leuchtturmeinrichtung mit. Lassen Sie andere an solchen guten Nachrichten teilhaben. Motivieren Sie auch andere Berufsgruppen, begründen Sie die Neuausrichtung, denn Sie haben ja bestehende Strukturen bereits verändert!

5.3.4 Trennung zwischen GKV und PKV auflösen

Care Share 13 zeigt auch, warum die hohe Anzahl der Krankenkassen und die Unterscheidung zwischen gesetzlicher und privater Krankenversicherungsleistungen das solidarische neue Gesundheitssystem ausbremst. Die Expert*innen erweitern den Reformbedarf und benennen u. a. die notwendigen Entkernungen des SGB V und letztlich auch die Abschaffung des derzeitigen SGB XI, der Pflegeversicherung, mit dem klaren Fokus auf den Menschen und seinen Bedarf.

Wir brauchen neue Finanzierungssäulen einer modernen Struktur im Gesundheitswesen, deren Ausrichtung eine barrierefreie und evidenzbasierte Gesundheitsversorgung mit modernen Versorgungsverträgen sicherstellt. Eine Versorgung, in der professionelle Pflege mitspricht, gesehen wird und den wertvollen Beitrag leisten kann, für den wir bislang ohne nachhaltigen Erfolg gekämpft haben.

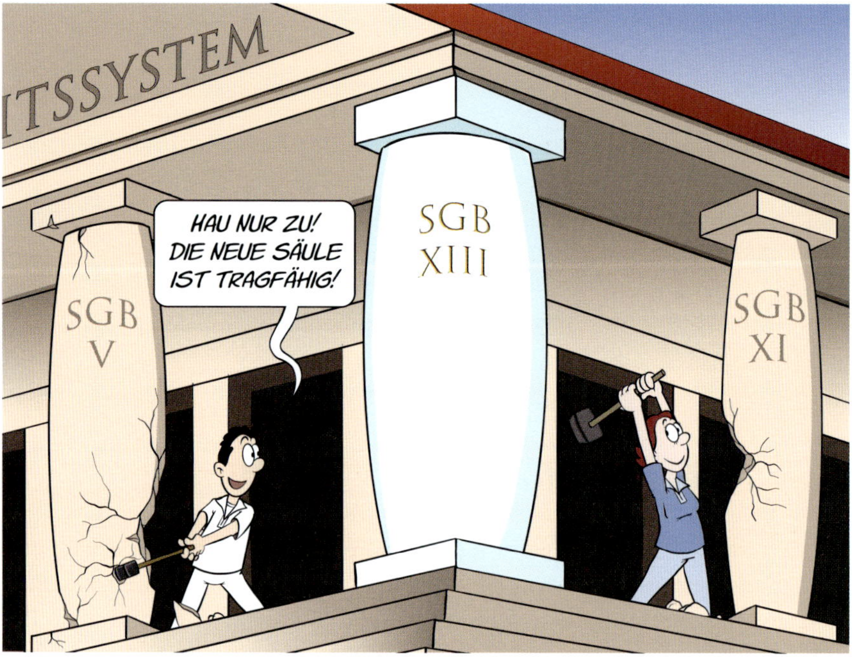
ITSSYSTEM
HAU NUR ZU! DIE NEUE SÄULE IST TRAGFÄHIG!
SGB V
SGB XIII
SGB XI

5.3.5 Schluss mit der Ärzt*innenzentrierung in der Gesundheitsversorgung

Sie kennen sicherlich die »Schwarzwaldklinik-Hierarchie«: Prof. Brinkmann spricht mit aus der Höhe seiner ärztlichen Weihe zu Oberschwester Hildegard, die die rustikale Variante einer »Mutter der Kompanie« verkörpert. So scharf sie auch ihre Mitarbeiter*innen zurechtweist, wenn Herr Professor spricht, ist sie handzahm. Übersetzt auf unseren Berufsalltag heißt das: Es fehlt häufig die gleiche Augenhöhe von Pflegekräften mit ihren ärztlichen Kolleg*innen und die Anerkennung der Tatsache, dass die beste Medizin ohne professionelle Pflege keine Heilung erzielen kann. Dieses Verharren in veralteten und hierarchischen Strukturen ist nach wie vor präsent. Mit der zunehmenden Deprofessionalisierung in der Pflege werden die Höhenunterschiede eher größer als kleiner.

Tatsächlich sind es eher Ärzte, die darauf aufmerksam machen, dass sie Pflegekräften viel zu verdanken haben. So bedankt sich der Palliativmediziner und Biologe Michael de Ridder in seinem Buch »Welche Medizin wollen wir?« bei einer Berufskollegin von uns, die ihm in seiner Assistenzarztzeit seine Angst nahm und ihm Sicherheit gab. Mit Kopfschütteln quittierte de Ridder die Aussage eines ärztlichen Kollegen aus dem Jahr 2009: *»Und der sagt noch ohne Ironie: »Der schönste Dank für eine Schwester ist es doch, von einem zufrieden lächelnden Arzt ein Lob zu erhalten: Das haben Sie aber schön gemacht!« So schreibt er weiter:*[68]

5

*Seit jeher wird der Pflege die ihr gebührende ideelle und materielle Wertschätzung versagt. Immer noch wirkt im Pflegeberuf der Gedanke christlicher Nächstenliebe fort, vom Liebesdienst am Nächsten, der für Gottes Lohn erbracht wird. Es wird (manchmal sicherlich unbewusst) von uns erwartet, sich anderen bereitwillig unterzuordnen; erahnen, was er, der Arzt, gerade im Begriff ist zu tun und ihm vorausschauend und ungefragt im richtigen Moment den richtigen Befund oder das geeignete Instrument anreichen; schwerwiegende physische und psychische Belastungen tragen können; Bedürftigkeit, Krankheut und Leid intuitiv zu erfassen vermögen; spüren, wann bei einem Schwerstkranken der Sterbeprozess einsetzt – Eigenschaften und Fähigkeiten, die Schwestern und Pflegern zukommen, nur selten jedoch Ärzt*innen.«*

Deshalb gehen die nächste Fragen an Ärzt*innen:

- Welche Rolle möchten Sie der Berufspflege künftig zuweisen, um endlich dem Mehrwert Rechnung zu tragen, den Sie schon so lange selbstverständlich leisten?
- Sind Sie der Meinung, dass unsere beiden Berufsgruppen den Fokus, das Wohl der Patient*innen oder Bewohner*innen, beide gleichermaßen im Auge haben?

Im Gespräch bezeichnete ein Hausarzt in einer ländlichen Region die ambulante Versorgungsstruktur mir gegenüber als unerträglich desolat. Völlig inakzeptabel fand er die pflegefachliche Versorgung innerhalb der Pflegedienste. Er meinte das keinesfalls abwertend für die Pflegeprofession, son-

[68] Ridder M de (2015): Welche Medizin wollen wir. Deutsche Verlags-Anstalt, München, S. 39

dern bezogen auf die Auswirkungen der Deprofessionalisierung. Auch er fühlte sich gefangen im System. Umso offener war er für eine Neuausrichtung, in der eine gut ausgebildete Berufspflege unterstützend und auf Augenhöhe für eine gemeinsame und verbesserte Versorgungsstruktur Hand in Hand arbeiten kann. Seine Hoffnung, dass dies immer mehr Ärzte auch offen aussprechen können, zeigt: Wir haben viele Mitstreiter für den Neuanfang!

Ärzt*innen

- können die Schwächen im System aufzeigen,
- die Abwärtsspirale und die Gefährdung ihrer Patient*innen durch die Zunahme der Laienpflege, wo eigentlich eine Fachpflege erforderlich wäre, benennen,
- die Notwendigkeit der sozialen Betreuung bzw. der sozialen Teilhabe als klare Abgrenzung zur Behandlungspflege auch auf Entscheiderebenen kommunizieren,
- dabei helfen, den Kosten-Nutzen-Faktor durch Fachpflege und damit auch ein Stück Entlastung für ihre Praxisversorgungsstruktur aufzeigen.

Hier zeigt Care Share 13 einen weiteren Widerspruch bei der gewünschten Weiterentwicklung in der Pflege. Genau wie die fehlende Leistungserfassung der Fachpflege, fehlt unser Wissen in der multiprofessionellen Versorgung »in Krankheit und Gesundheit«. Wir können die Gestaltung der individuellen Pflege nicht mitbestimmen, die ärztliche Entscheidungsgewalt dominiert.

Diese Logik folgt dem System: Bei Krankheit zahlt die Krankenversicherung Arztbesuch, stationäre Behandlungen, die benötigten Medikamente, die Physiotherapie – und sofern erforderlich und durch den Arzt festgestellt – die häusliche Krankenpflege. Der pflegerische Anteil an der Gesundung, Prävention oder Rehabilitation taucht nicht auf. Mit Blick auf die demografische Entwicklung ist das ein geradezu dramatisches Versäumnis.

Ein Bespiel aus der gerontologischen Fachpflege: Pflegefachkräfte wissen, dass eine professionell geplante gerontopsychiatrische Fachpflege den Einsatz von Psychopharmaka bei Alzheimer und Demenzerkrankungen reduzieren kann. *»Alternative Pflegemethoden können vielfache Pflegeziele verfolgen und so als Türöffner genutzt werden, unter anderem, um mit einem katatonen Patienten in Kontakt zu kommen, mehr über Bedürfnisse und Bedarfe oder auch Möglichkeiten und Grenzen des Einzelnen zu erfahren oder auch unerwünschte Wirkungen erträglicher machen.«*[69]

Info

Gesundheitsversorgung braucht Infrastruktur

*»Der Ärzt*innenvorbehalt nach SGB V § 15 Abs. 1 Satz 2 »durchdringt« das SGB V und die untergesetzlichen Normen (v.a. Richtlinien, Rahmenempfehlungen, Versorgungsverträge). Andere, vor allem präventiv-salutogenetisch wirkende Gesundheitsfachberufe wurden und werden bislang aufgrund der historisch gewachsenen ärztlichen Leitbilddominanz und des darin verankerten Ärzt*innenvorbehalts nicht professionalisiert, nicht genormt und dadurch in den Versorgungsverträgen nicht explizit abgebildet. Es spielt im »Arzt-SGB V« keine Rolle, wie ärztliche, pflegerische oder therapeutische Leistungen vor Ort organisiert werden. Die Konsequenz: Bis heute umfasst die Versorgungsplanung nur die ärztliche Berufsgruppe in Relation zur Bevölkerung und das inzwischen mehr schlecht als Recht.«*[*]

* Care Share, S. 8

Ihre Pflegefachlichkeit wird in den derzeitigen Finanzierungsmodellen der Sozialgesetzbücher nicht erfasst. Das spiegelt sich u. a. auch im Ärzt*innen zentrierten Verordnungsmodellen und Definition von Gesundheit und Krankheit wider. Die Vorteile der Pflegeprofession und die Auswirkungen auch für die ärztliche Seite werden nicht gesehen.

---

[69] https://www.hogrefe.com/de/thema/psychopharmaka-und-pflege

Hier sind Sie erneut gefordert:

- Suchen Sie den Dialog mit den Ärzt*innen in Ihrem Arbeitsbereich und machen Sie deutlich, welchen positiven Einfluss mehr Pflegeprofession an Ihrem Arbeitsplatz hat und warum dies nicht nur Vorteile für die Pflegebedürftigen hat, sondern eben auch für den ärztlichen Berufsstand.
- Denken Sie an die Empfehlungen zu Ihrer eigenen pflegefachlichen Kommunikation: Verbünden Sie sich, treten Sie als Team gemeinsam mit Ihrer Pflegedienstleitung auf.
- Schauen Sie auf die ICD 10-Diagnosecodizes und die Abrechnungssysteme für ärztliche Leistungen, oder auf die Einflussnahme der Ärztekammer. Für die Fachpflege gibt es da vergleichsweise immer noch eine echte Lücke, schlicht und einfach keine Pflegekammer auf Bundesebene mit vergleichbarer Machtposition (der positiven Einflussnahme). Es gibt zwar einen Web-Auftritt[70] der Bundespflegekammer, doch bislang sind hier lediglich die Stimmen von Christine Vogler (Deutscher Pflegerat), Dr. Markus Mai (Pflegekammer Rheinland-Pfalz) und Sandra Postel (Pflegekammer Nordrhein-Westfalen) deutlich zu vernehmen.
- Verfolgen Sie das, u. a. von Care Share 13 genannte Langzeitziel, eines einheitlichen Pflegeklassifikationssystems, etwa NANDA, NIC oder NOC, mit dem klaren Ziel, die Pflegefachlichkeit leistungsrechtlich erfassen zu können und unsere Profession zu stärken. Denken Sie aber auch an die Realitäten und Herausforderungen im »Hier und Jetzt« und erkennen Sie an, dass wir für die Erreichung des Langzeitziels Sofortmaßnahmen und Zwischenlösungen brauchen.

Wenn sich die Ärzt*innenzentrierung im Gesundheitswesen so ändert, dass die Pflegefachlichkeit gesehen und leistungsrechtlich erfasst wird; wenn eine durchdachte Kompetenzerweiterung in Anlehnung an das Heilberufegesetz erfolgt; wenn der Nutzen der Pflege gesellschaftlich und wirtschaftlich erkannt wurde – sind die alten Strukturen gefallen. Dann geht es an die Widersprüche im Pflegeberufegesetz und dessen notwendige Erweiterung und Reform.

---

[70] https://bundespflegekammer.de

5.4 Das Ausland macht es vor

Andere Länder haben Nurse Consultants, Advance Nursing Practitioner oder Nurse Specialists schon lange integriert und die Vorzüge erkannt.[71]

In **Finnland** gibt es eine interdisziplinäre und patientenzentrierte Versorgung. Die Pflegefachkraft hat klare erweiterte Kompetenzen, die Zusammenarbeit mit Ärzt*innen funktioniert auf Augenhöhe. Das hat nicht nur klare Vorteile für die Patient*innen: *»Der effiziente Einsatz von Pflegekräften macht das finnische Gesundheitssystem zu einem der kostengünstigsten der Welt – bei gleichzeitig überdurchschnittlich guten Ergebnissen.«*[72]

Zweifler ziehen sich jetzt bitte nicht in die leidige Debatte »Finnland ist ja viel kleiner als Deutschland« zurück. Lassen Sie uns doch erstmal gemeinsam auf die praktischen Ergebnisse und Erfolge dieser Gesundheitszentren schauen – und dann auf unser Problem überfüllter Notaufnahmen in Deutschland. Ende Oktober 2023 hörte ich einen Radiobeitrag über ein Krankenhaus in Rheinland-Pfalz, dass von erhöhtem Schulungsbedarf für Mitarbeiter*innen, also Ärzte und Pflegepersonal der Notaufnahme berichteten, die immer mehr im Konflikt- und Deeskalationsmanagement geschult werden müssten. Merken Sie etwas, die Entwicklung dieses »Outcome« ist falsch. Es lohnt sich doch funktionierende und wie im Fall der finnischen Gesundheitszentren lang erprobte Systeme auch hier umzusetzen.

Da sind wir in Deutschland bisher leider noch nicht. Aber in dem o. g. Beitrag wurde auch die anschauliche Integration der Advanced Nursing Practitioner im Robert Bosch Krankenhaus in Stuttgart gezeigt. Gerade in Bezug auf die ärztliche Zusammenarbeit wurden hier die Vorteile für eine professionelle Zusammenarbeit beider Berufsgruppen deutlich und ärztlicherseits genauso hervorgehoben wie von Seiten unserer Kolleg*innen.

---

[71] https://youtu.be/NUUcyOCE5lE?si=GdvBtOEX63dlz2nl
[72] Ebd.

Auch die **Amerikaner** sind weiter. Schon 2014 veröffentlichte die Pennsylvania State University den Film »Zukunft der professionellen Altenpflege«[73].

Die Homepage der Pennsylvania Universität (https://www.worldcampus.psu.edu/) zeigt, wie vielfältig die Spezialisierungen im Bereich Pflege sind. Umgekehrt macht dieses Angebot deutlich, wie viel Potenzial in Deutschland brach liegt. Geben Sie in das Suchfeld doch mal »Nurse« und »View all« ein. Die Ergebnisse werden auch Sie zum Staunen bringen.

Im Bereich der professionellen Altenpflege wird bereits in »Primary« und »Acute« Geriatric Care unterschieden. Da gibt es z. B. die Adult-Gerontology Acute Care Nurse Practitioner (AG-ACNP)[74]: Die Rolle der Adult-Gerontology Nurse Practitioner in der Akutpflege besteht in der fortgeschrittenen Pflege erwachsener, älterer erwachsener und älterer Patienten mit akuten, chronischen und kritischen Zuständen. Der Begriff »akut« unterscheidet die Akutpflegekräfte von den Primärpflegekräften.

Die AG-ACNP muss mit einer Vielzahl von Fachkräften des Gesundheitswesens zusammenarbeiten, um den Gesundheitszustand der Patienten zu stabilisieren und zu verbessern. Häufig muss die AG-ACNP Informationen auf der Grundlage der Krankengeschichte, der Symptome, der körperlichen Befunde und/oder diagnostischer Informationen sammeln und auswerten, um eine geeignete Vorgehensweise zu wählen. Durch die ständige und effiziente Bewertung des dynamischen Zustands des Patienten und seiner Reaktionen auf die Behandlung passt die AG-ACNP den Plan für das Patientenmanagement kontinuierlich an die spezifischen Bedürfnisse des Patienten an.

Dies tut sie selbstverständlich mit erweiterten Kompetenzen und Entscheidungsmöglichkeiten und Seite an Seite mit den behandelnden Ärzten.

Wenn Sie sich auf der oben genannten Website noch genauer umschauen, entdecken Sie viele weitere Qualifizierungszweige für die »Registered Nurses«, z. B. den Bereich der »Family Nurse Practitioner«, was bei der am-

---

73 https://youtu.be/4mozfNEKdn4?si=srE-LQD9Xqjc3jLb
74 https://nursinglicensemap.com/

bulanten Versorgungskompetenz auch der neuen Strukturvorschläge des Care Share 13-Modells ähnelt.

Wir können uns in Deutschland über das amerikanische Krankenversicherungssystem mokieren, solange wir wollen. In den USA hat sich die Pflegeprofession weiterentwickelt, und die Ärzt*innenzentrierung längst hinter sich gelassen – zu Gunsten der Pflegebedürftigen.

Wir brauchen endlich klare einheitliche Strukturen und Stellenbeschreibungen. Dann geht auch die Implementierung schneller voran, und es bedürfte nicht permanenter Einmischung von fachfremder Seite.
Bei allen Diskussionen um die Weiterentwicklungen der Pflegeberufe muss die Pflege an den Entscheidungen beteiligt werden. Wir müssen ehrlich und selbstbewusst berichten können. Besonders im Bereich der Altenpflege wird deutlich, dass die Arzthoheit nicht den Bedürfnissen der heutigen Zeit entspricht.

5.5 Teilerfolg in Deutschland: das Pflegestudiumsstärkunggesetz

Am 19. Oktober 2023 wurde im deutschen Bundestag das Pflegestudiumstärkungsgesetz (PflStudStG) beschlossen. Ziel des Gesetzes ist es, mehr junge Menschen für den Pflegeberuf zu begeistern. So soll es gelingen:

- Studierende erhalten während des gesamten Studiums eine angemessene Vergütung.
- Digitalisierung, gendermedizinische Aspekte und die Möglichkeit von Auslandsaufenthalten sollen in der Pflegeausbildung stärker berücksichtigt werden.
- Ausländische Pflegefachkräfte sollen vereinheitlicht und vereinfacht anerkannt werden.

- *»Hochschulisch qualifizierte Pflegende dürfen künftig heilkundliche Aufgaben übernehmen. […] So sollen in einem ersten Schritt ab 2025 spezifische und erweiterte Kompetenzen für eine selbstständige Ausübung von Heilkunde in die hochschulische Pflegeausbildung integriert werden. Konkret geht es dabei um die Fachmodule »Diabetische Stoffwechsellage«, »Chronische Wunden« und »Demenz«.«*[75]

Schön wäre es, so sieht es der DBfK, wenn ein bundesweites Heilberufegesetz folgt und die ausübende Heilkunde für alle Pflegefachpersonen möglich wird[76]. Das stellt die Aufwertung unseres Berufes sicher und verkleinert die Diskrepanz zwischen Wissen und alltäglicher Umsetzungsmöglichkeit.[77]

Unser Tipp

Wenn Sie sich über den Stand des Gesetzes informieren wollen: https://www.bundesgesundheitsministerium.de/service/gesetze-und-verordnungen/detail/pflegestudiumstaerkungsgesetz-pflstudstg.html

Einige der 32 Stellungnahmen zum Gesetzesentwurf geben Ihnen einen spannenden Einblick in die unterschiedlichen Interessen der Befragten. Vorsichtige Thematisierungen von Personalmangel und demografischem Wandel tauchen genauso auf, wie etwa auch ärztlich gestützte Aufrufe, die Pflegeprofession beruflich und akademisch auch aufgrund der wachsenden Anforderungen zu stärken.

[75] https://www.bibliomed-pflege.de/news/bundestag-stimmt-fuer-heilkundliche-kompetenzen
[76] https://www.dbfk.de/de/presse/meldungen/2023/Heilkundeausuebung-PflStudStG.php
[77] Ebd.

Ein bisschen erinnerten mich die Beratungen im Deutschen Bundestag an meine Teilnahme an der Expertenkommission zur Novellierung des bayerischen Heimgesetzes. Den ehrlichen Blick in die Realität vermisse ich in beiden Fällen. So steuerte Bundes-Gesundheitsminister Karl Lauterbach die Erkenntnis bei: *»In einer älter werdenden Gesellschaft müssen wir nicht nur die Pflegeversicherung neu ordnen, wir brauchen auch mehr junge Menschen, die in der Pflege arbeiten. Um sie für den Pflegeberuf zu begeistern, brauchen wir bereits in der hochschulischen Pflegeausbildung attraktive Bedingungen.«*[78]

Tatsächlich braucht es aber andere Sofortmaßnahmen. Der Pflegeberuf mit oder akademischem Grad ist doch nur bedingt effektiv. Das zeigen die Zahlen der Auszubildenden in der Pflege, bei denen vom Statistischen Bundesamt ein Rückgang von 7 % im Jahr 2022[79] gegenüber dem Vorjahr verzeichnet wurde. Wenn sich an den derzeitigen Bedingungen nichts ändert, bringt die Werbung für eine Erhöhung der Akademisierungsrate nicht den gewünschten Erfolg.

Schade ist auch, dass bei den 32 Stellungnahmen kein lauter Ruf nach einer Neustrukturierung der Pflegeausbildung erkennbar ist. Vielleicht ist vielen Verbandsmitgliedern die Realität nicht bewusst? Der Pflegenotstand ist bereits so groß, dass für interessenbezogenes Taktieren der Beteiligten Entscheider kein Raum mehr vorhanden ist.

Keine einzige Stellungnahme hisst bildlich gesprochen die »rote Fahne«. Niemand macht deutlich, warum wir Sofortprogramme brauchen. Keine Stimme plädiert dafür, dass wir z. B. in der Altenpflege ehrliche Erkenntnisse aus PeBeM und Skill Mix sammeln müssen. Es fehlt an Stimmen, die sich dafür einsetzen, die Versorgung umgehend mit mehr Fachpersonal auszustatten und neu zu finanzieren, ohne dass die Zuzahlungen der Pflegebedürftigen ins Uferlose steigen.

---

78 https://www.bundesgesundheitsministerium.de/presse/pressemitteilungen/reform-der-pflegeausbildung-bt-191023

79 https://www.destatis.de/DE/Presse/Pressemitteilungen/2023/07/PD23_295_212.html

Offensichtlich wissen Politiker nicht, dass etwa die Refinanzierung einer einzigen gerontopsychiatrischen Fachkraft mit zusätzlicher Kompetenzerweiterung pro stationärer Einrichtung Abhilfe schaffen kann. Diese Maßnahme könnte auch bei der Koordination des Personaleinsatz im Skill Mix schon etwas verändern.

Bei näherem Hinschauen gibt es tatsächlich schon Bereiche, in denen es Kompetenzerweiterungen gibt und alle Seiten damit zufrieden sind.

5.6 Ein weiterer Teilerfolg: die interdisziplinäre Zusammenarbeit

Die Palliativversorgung, die sog. SAPV-Teams, sind ein gutes Beispiel für eine interdisziplinäre Zusammenarbeit auf Augenhöhe. Sie erfolgt in der Regel unter maximaler Einbeziehung der Angehörigen, mit dem klaren Fokus auf den Pflegebedürftigen.

Ein weiteres Beispiel findet sich in vielen Intensivstationen. Pflegefachkräfte mit Weiterbildung im Bereich Intensivpflege und Anästhesie arbeiten vielerort schon mit Kompetenzerweiterungen.

Doch bei der Altenpflege ist noch wenig erkennbar. Das können und müssen wir ändern. Es ist Zeit für neue kreative Ideen. Die Altenpflege besitzt ein hohes Potenzial für Kompetenzerweiterungen. Sie darf keinesfalls durch die Generalistik verschwinden. Denken Sie nur mal an die »Baby Boomer«-Generation. Die Menschen dieser Generation werden eine ganze andere Betreuung und Pflege im Alter erwarten. Die Altenpflege wird massiv unter Zugzwang geraten. Das Potenzial zur Veränderung ist da. Altenpflegefachkräfte in Deutschland sind hervorragend ausgebildet, weitergebildet und praktisch erfahren. Es mangelt aber an der Anerkennung. Es ist an der Zeit, sich genau diese Anerkennung zu holen.

5.7 Fazit: Der Kampf kann gelingen

Pflegeprofession, interprofessionelle Zusammenarbeit mit Heilberufen, Pflegewissenschaft, Pflegeberufe- und Stärkungsgesetz, Ärzt*innenzentrierung und politische Einflussnahmen – das sind die nötigen Säulen für eine Neuausrichtung der Altenpflege. Es sind auch wichtige Schlagworte aus Care Share 13.

In dem Konzept findet sich noch ein weiterer wichtiger Punkt, die »regionale Governance-Struktur mit Tandemversorgung«. Das setzt neue Strukturen und v. a. eine bundesweite Vernetzung und Koordination voraus. Daher benutzt Care Share 13 das Wort »Governance«, das hier als Begriff der Steuerung zu sehen ist.

5

Der Kampf um eine gute Altenpflege wird nur gelingen, wenn alle Beteiligten erkennen, wie groß das Umdenken auch in der Gesellschaft sein muss. Dazu gehört der Aufbau einer bedarfsgerechten regionalen Daseinsvorsorge.

5.7.1 Was einer allein nicht schafft ...

In dem kleinen Städtchen **Oberried** in Baden Württemberg wehrt sich gleich ein ganzer Ort gegen den Pflegenotstand. Im Januar 2015 gründete sich die Bürgergemeinschaft Oberried e. V. – kurz BGO, mittlerweile zählt sie über 400 Mitglieder. Ein ehemaliger Bürgermeister sah nicht weiter zu, wie Senior*innen aufgrund fehlender Pflegemöglichkeiten aus dem Ort in ein entferntes Pflegeheim mussten und wurde aktiv. Mittlerweile hat die Bürgergemeinschaft eine Tagespflege, eine Wohngemeinschaft, Alltagsbegleitung und bietet in Zusammenarbeit mit Radeln ohne Alter Deutschland e. V. Rikscha-Fahrten an. »Mobilität und Teilhabe sind keine Frage des Alters«,

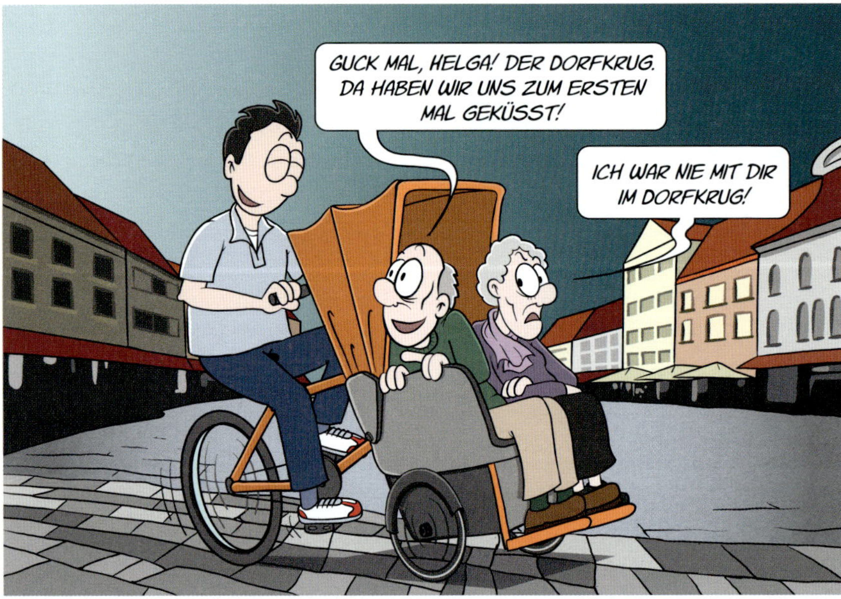
GUCK MAL, HELGA! DER DORFKRUG. DA HABEN WIR UNS ZUM ERSTEN MAL GEKÜSST!
ICH WAR NIE MIT DIR IM DORFKRUG!

heißt es auf der Homepage. In einem Kurzfilm, erfahren Sie, was die Bürger*innen aus Oberried unter dem Begriff der sorgenden Gemeinschaft verstehen.[80]

Zweites Beispiel: Das kleine Städtchen **Gau-Algesheim** in Rheinland Pfalz[81]. Auch dort bezeichnet man sich als »Sorgende Gemeinschaft«. Die Bürger*innen haben sich einem genossenschaftlichen Prinzip der Nachbarschaftshilfe angeschlossen, dem Modell »Zeitbank Plus«. Die Idee dahinter: Bürger*innen bringen sich mit Hilfeleistungen aller Art in den Bereichen soziale Teilhabe und Betreuung ein. Sie erhalten dafür kein Geld, sondern bekommen die investierte Zeit[82] gutgeschrieben. Wenn sie dann selbst Hilfe benötigen, »bezahlen« sie von ihrem Zeitkonto.

---

[80] https://youtu.be/L_nB4yh7uq0?si=hzJm8PrdvFGTPGNn

[81] https://www.sorgende-gemeinschaft.net/

[82] https://www.zeitbankplus.eu

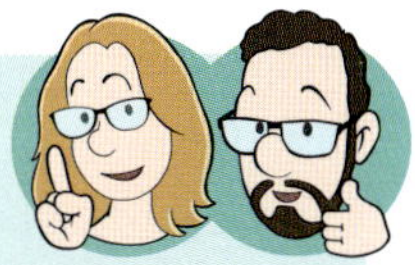

Unser Tipp

Sie haben auch ein Leuchtturmprojekt? Dann gehen Sie an die Öffentlichkeit, geben Sie Ihre Erfahrungen weiter und sorgen Sie Vernetzung untereinander.

5.7.2 »... das schaffen viele zusammen«

Wir müssen den Schadensvermeidungsmodus verlassen und unseren Mehrwert deutlich nach außen tragen:

- Die benötigte Fachpflege muss klar von Betreuungsleistungen unterscheidbar sein, um das große Feld der sozialen Teilhabe zu erweitern.
- Die Sicherung der Lebensqualität durch die Altenpflege gehört auf dieselbe Ebene wie die ärztliche Begleitung der Pflegebedürftigen.
- Ärztliche und pflegerische Leistungen ergänzen sich in der Altenpflege.
- Die Berufspflege muss einen hohen Anteil des Care-Management für die Pflegebedürftigen übernehmen.

Das kann nur gelingen, wenn die bevorzugte Ambulantisierung auf dem starken Fundament einer interprofessionellen Versorgung mit einer beruflichen Fachpflege einhergeht. Es geht um Kommunikation, Vernetzung, klare Handlungsebenen und Arbeiten auf Augenhöhe. Alle am Gesundungsprozess beteiligten Beschäftigten arbeiten miteinander, tauschen sich aus, besprechen gemeinsam, was das Beste für den Pflegebedürftigen ist. Dabei beziehen sie die Angehörigen nach Möglichkeit ein, beachten und respektieren die Wünsche und die Individualität des zu Pflegenden. Weil das Gesundheitssystem in einem derartigen Umbruch ist, müssen auch die Ehrenamtlichen einfacher integriert werden.

Wir brauchen neue Konzepte! Angesichts unzureichender Versorgungsstrukturen in der ambulanten Pflege winken immer mehr Bundesländer mit interessanten Förderprogrammen, wie z. B. das erfolgreiche und schon über mehrere Jahre funktionierende Programm »Gemeindeschwester Plus« aus

Rheinland-Pfalz, oder auch das »Innovationsprogramm Pflege 2024« des Sozialministeriums Baden-Württemberg, oder der nordrhein-westfälische Landesförderplan »Alter und Pflege« – auch um das solidarische »Care« Gefühl zu verstärken. Immerhin investiert das Bundesamt für Soziale Sicherung 100 Millionen Euro für alle Bundesländer im Ausgleichsfond zur Förderung von Maßnahmen in ambulanten und stationären Einrichtungen der Altenpflege zur Verbesserung der Vereinbarkeit von Pflege, Familie und Beruf.[83]

5.7.3 Seien Sie dabei!

Im Vorwort habe ich es Ihnen schon sagen müssen, dass es sie nicht gibt, die einheitliche Sofortlösung der komplexen Bereiche rund um eine bessere »Pflegewelt«.

Die derzeitige Situation in der Altenpflege ist alles andere als gut. Pflegebedürftige erhalten nicht die Pflege, die sie benötigen und schon gar nicht die Pflege, die Sie mit Ihrem Wissensstand leisten könnten. Entscheiderebenen, auf den die Pflegekräfte derzeit noch nicht adäquat zu Wort kommen, haben ihren »fachlichen Wert« nicht verstanden. Die Berufspflege findet sich auch nicht im derzeitigen Finanzierungssystem wieder.

Erste Ansätze für eine Verbesserung im Hier und Jetzt haben Sie hoffentlich aus diesem Buch entnehmen können.

Einem »Weiter so« stimmen Sie auch nicht mehr zu. Die Frage nach dem Warum stellt sich nicht. Alle Seiten verlieren, ein unglaubliches Maß an Leid der Pflegebedürftigen deckt sich nicht mit den ethischen Werten und Grundgesetzen in diesem Land.

---

83 https://www.bundesamtsozialesicherung.de/fileadmin/redaktion/Ausgleichfonds/20220203_Veroeffentlichung_Anteile_2022_zur_Foerderung_nach_Par._8_Abs_7_SGB_XI.pdf

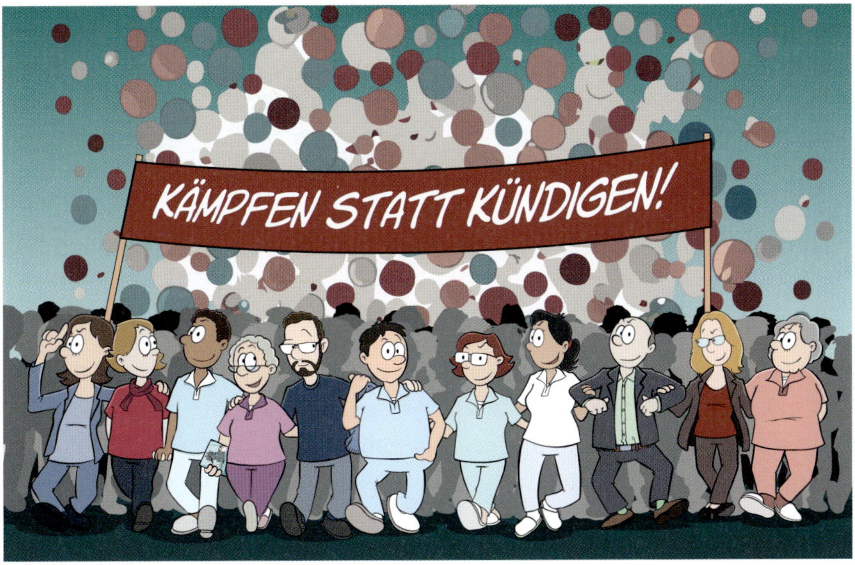

Das Wie entscheidet jetzt: Setzen Sie Ihre Erfahrungen, Ihre neuen Erkenntnisse und den unbedingten Willen der Veränderung wie Puzzleteile zusammen und informieren Sie die Bevölkerung. Das geht über die zahlreichen Impulse aus diesem Buch, das geht über Care Share 13.

Verstehen Sie sich und Ihr wertvolles Engagement in der (Alten)pflege als unersetzlichen Baustein für einen echten Neuanfang in der pflegerischen Versorgung.

Kämpfen Sie dafür, weil Sie es wollen, weil wir es gemeinsam schaffen können und weil wir es einander schuldig sind.

6 Gedanken zum Schluss

Bastian Klamke und ich möchten Ihnen nun noch ein paar eigene Gedanken mit auf den Weg geben. Wir alle wissen, dass der Weg einer Veränderung lang und steinig ist. Aber wir müssen ihn in Bezug auf eine Neuausrichtung unseres desolaten Gesundheitssystems gehen. Unsere Profession muss präsent, mitentscheidend und überzeugend auf sämtlichen Ebenen auftauchen.

Alle Kolleg*innen aus der Pflege, aus allen Bereichen, ob mit oder ohne Führungsverantwortung, können die Anschubkraft für den Neuanfang bewirken.

»Wir wählen die Hoffnung, statt der Angst. Wir sehen die Zukunft nicht als etwas außerhalb unserer Macht, sondern als etwas, dass wir zu etwas Besserem formen können, durch gemeinsame und gesammelte Anstrengungen.«

* Barack Obama, vor der UN-Vollversammlung 2014

Hoffentlich ist es uns gelungen, Ihnen mit diesem Buch die kritischen Auseinandersetzungen klarer zu machen. Vielleicht haben Sie schon Lösungsansätze für Ihre derzeitige Lage erkannt. Möglicherweise haben Sie sogar die Überzeugung und die Kraft gewonnen, sich gemeinsam auf den Weg zu machen und andere zu überzeugen, sich uns anzuschließen.

6.1 ... von Andrea Würtz

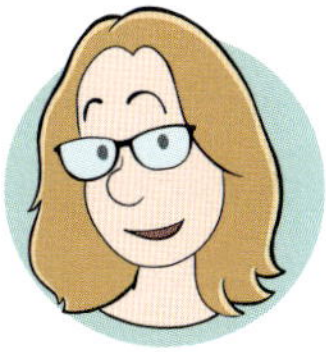

Ich habe die unterschiedlichsten Gefühle rund um die Vorgeschichte, die Entstehung und die Fertigstellung dieses Buches. Einige davon möchte ich mit Ihnen teilen.

Da ist ganz weit oben die Dankbarkeit, in besonderem Maß an Bastian Klamke und an unsere Lektorin Claudia Flöer. Wir waren und sind schon ein ganz besonderes Dreiergespann und es ist der Unterstützung beider zu verdanken, dass ich dieses Werk überhaupt schreiben konnte. In Bastian Klamke durfte ich einen Kollegen und mittlerweile sehr guten Freund kennenlernen, der ähnlich denkt und seine Erfahrungen in der Pflegewelt schon lange und eindrucksvoll in seinen wunderbaren Cartoons verarbeitet. Seine Zeichnungen haben diesem teilweise sehr kritischen Buch den richtigen Ausdruck gegeben, und es damit vollenden können. Danke Bastian, auch für die vielen wertvollen Gespräche bis tief in die Nacht.

Claudia Flöer hat mir Mut gemacht, letztlich genau das zu tun, was wir uns von Ihnen, liebe Leser*innen wünschen: »nicht aufgeben, sondern kämpfen statt kündigen«. Dafür danke ich ihr von Herzen.

Prof. Dr. Martina Hasseler und Prof. Dr. Volker Großkopf danke ich für ihre wertvollen Beiträge und die zahlreichen Gespräche. Diese haben nachhaltige und prägende Spuren bei mir hinterlassen. Es ist einfach großartig, dass Sie beide dieses Buch unterstützen.

Da wären auch meine Familie und meine engsten Freunde. Sie haben es bis heute mitgetragen, durchaus auch mit kritischen Tönen, für die ich genauso dankbar bin. Wer mich länger kennt, der weiß auch, wie häufig mein Entsetzen über vergangene und aktuelle Missstände an meine Substanz gegangen sind. Allen Menschen aus meinem Familien- und Freundeskreis, die mich bis heute begleiten, sage ich ein tief empfundenes Dankeschön.

Seit dem Bekanntwerden des Skandals um die Seniorenresidenz Schliersee hat sich nicht nur mein berufliches Leben verändert. Da gibt es diesen anhaltenden Wunsch in mir, eines Morgens in den Spiegel zu schauen und zu wissen, dass sich alle Anstrengungen und Einschnitte gelohnt haben, nicht nur für die Menschen, die Furchtbares erleben mussten. Ich glaube, dass wir auf einem guten Weg sind, weil wir es einander wert sein müssen und weil mein Herz noch immer für den wunderbaren und unverzichtbaren Pflegeberuf schlägt.

Ich bin der Überzeugung, dass wir alle in die gleiche Richtung laufen, vielleicht mit ein paar Umwegen, aber mit einem gemeinschaftlichen Ziel.

Natürlich gibt es auch Gefühle der Sorge und Zweifel in mir. Was, wenn alle Mühen noch immer nicht ausreichen, was, wenn sich nichts ändert? Aber ich habe gelernt, dass diese Zweifel dazugehören. Doch sie beeinträchtigen das Gefühl der Zuversicht und den kämpferischen Blick nach vorn. Es lohnt sich und die Zeit dafür ist längst gekommen.

Meine Hoffnung ist es, Ihren Blick für das große Ganze zu schärfen, insbesondere, wenn es in Ihrem Alltag derzeit so gar nicht hoffnungsvoll aussieht.

Dieses große Ganze über die Landesgrenzen hinaus, habe ich erlebt. Im September 2023 durfte ich in Brüssel auf einem Kongress der UNIGlobal Europe über den Schliersee-Skandal und die Lücken im System sprechen. Die dramatische Entwicklung der zunehmenden Privatisierung im Gesundheitswesen und damit eine zunehmende profitorientierte Ausrichtung auch in anderen europäischen Ländern geschildert zu bekommen, bestärkt mich darin, für Veränderung einzustehen. Außerdem ist mir klar geworden, wie wichtig es ist, sich europäisch und sogar weltweit zu vernetzen und auszutauschen. Veränderungen und Korrekturen ineffizienter Gesundheitssysteme und das weltweite Problem »Pflegenotstand« stoppen an keiner Landesgrenze.

Es bleibt bei der Frage: Um wen geht es im Gesundheitssystem an erster Stelle? Aus meiner Sicht immer zuerst um den Menschen, der Hilfe aus diesem System braucht. Unsere Profession ist dafür unersetzlich. Die Veränderung, die wir gemeinsam anstreben müssen, hat keinen Raum für Parteipolitik oder Lobbyismus, keine Zeit mehr für Taktieren oder Verzögern.

Um die Transparenz auch aus Sicht der Betroffenen mit dem Gefühl der Stärke und Überzeugung auszubauen, freue ich mich sehr, eine der Gründungsmitglieder der Initiative gegen Vollmachtmissbrauch e.V. zu sein.[84] Für mich ein klares Bekenntnis zum Einstehen für das Wohl der Pflegebedürftigen.

Mein bescheidener Wunsch zum Schluss an Sie Alle ist einfach: Schauen Sie erneut auf das Cover dieses Buches: »Sehen Sie, Hören Sie, Sprechen Sie« – handeln und verändern Sie!

Ihre Andrea Würtz

6.2 ... von Bastian Klamke

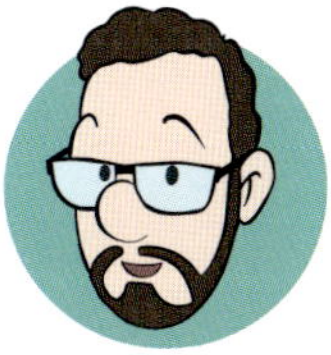

2024 werde ich auf 30 Jahre Pflege zurückblicken. Angefangen als Zivi in einem Pflegeheim, als Diplom-Pflegewirt und seit vielen Jahren wieder hauptamtlich als Krankenpfleger am Bett auf einer Intensivstation. Ich habe viele Umstände unseres Berufes als gegeben und unveränderbar abgehakt. Bis ich das Glück hatte, von Andrea Würtz kontaktiert zu werden.

Sie hat mir die Augen geöffnet, dass es unsere Aufgabe ist, Dinge zu ändern. Wir, die Pflegenden, müssen uns der Verantwortung neu bewusst werden, die wir gegenüber den Menschen haben, die uns anvertraut sind. Nicht nur in der täglichen Versorgung, da setze ich das Engagement jedes Einzelnen voraus.

Es braucht die Bereitschaft, grundlegend am System zu rütteln. An dieser Stelle bedanke auch ich mich bei allen, die uns bereits während der Entstehung dieses Buches unterstützt haben und die auf ihre Art bereits »rütteln«.

[84] Initative gegen Vollmachtmissbrauch e.V. Vorstandsvorsitzende Hildegard Winnebeck, Zum Römersprudel 12, 54294 Trier; www.vollmachtmissbrauch.de

Seien Sie laut, seien Sie mutig und stehen Sie selbstbewusst für das ein, was Sie sich in der Pflege wünschen. Für sich und die Menschen, die sie pflegen (oder pflegefachlich versorgen).

Vernetzen Sie sich gerne auch mit unserer Unterstützung unter www.careforchange.de oder schreiben Sie uns direkt an info@careforchange.de.

Ich hoffe und wünsche mir, dass wir Ihnen mit diesem Buch sowohl Inspiration als auch praktische Unterstützung bieten können.

Ihr Bastian Klamke

Nachwort

Prof. Dr. Martina Hasseler

Die Altenpflege, oder auch gerontologische Pflege, ist in Deutschland ein völlig unterschätzter Beruf. Die fachlichen Anforderungen und erforderlichen Kompetenzen werden kaum wahrgenommen und durch die Pflegeversicherung, das SGB XI, werden diese erforderlichen pflegefachlichen Leistungen vernachlässigt bzw. ignoriert. Sie sind nicht Teil oder nur der allerkleinste Teil der Finanzierung der Pflegeversicherung, die als Teilleistungsrecht auch nur die Aufgabe hat, das Risiko der Pflegebedürftigkeit zu reduzieren. Das SGB XI zahlt nicht gerontologische, gerontopsychiatrische, präventive, rehabilitative, teilhabeorientierte, autonomiefördernde, gesundheitsförderliche, aktivierende oder evidenzbasierte Pflege.

Viele Kontextfaktoren tragen dazu bei, dass die Altenpflege bzw. die gerontologische Pflege ihre Wirkung nicht entfalten kann und darf. Auf diese wird in Deutschland kaum eingegangen und allgemein wundert man sich, aus welchen Gründen die Situation im SGB XI sich nicht verbessert. Dabei wird von Seiten der Entscheidungsträger*innen nicht wahrgenommen, dass keine einzige Reform des SGB XI die professionelle Pflege adressiert oder ermöglicht, dass Pflegebedarfe differenziert erhoben, angeboten und finanziert angeboten werden können. Im Gegenteil, zwischen den Vertragspartnern des SGB XI (Kostenträgern, d. h., Pflegekassen auf der einen Seite und Arbeitgeber- und Wohlfahrtsverbände auf der anderen Seite), werden Verträge ausgehandelt, die erst mal nur im Sinn haben, die Grundversorgung durch das SGB XI zu finanzieren. Die pflegefachlichen Leistungen, die zwar erwartet werden, sollen nebenbei, on top, umsonst erbracht werden. Das ist das Prinzip des SGB XI seit 1995 und erklärt zum großen Teil die desolate Situation und die Unterfinanzierung.

Diese Situation führt dann dazu, dass die Einrichtungen und Dienste des SGB XI immer schon in einer Unterfinanzierung der Pflegefachberufe waren. Das weitere Problem ist, dass die pflegefachlichen Leistungen leistungsrechtlich nie definiert und finanziert wurden, um eine bedarfsangemessene sowie qualitativ hochwertige pflegerische Versorgung zu ermöglichen.

Hier schließt sich der Kreis. Andrea Würtz, die Autorin dieses Buches, hat sehr mutig menschenverachtende Zustände in einem Pflegeheim in Bayern in die Öffentlichkeit gebracht. Sie hat sich entschieden, für die pflegebedürftigen Menschen zu agieren und diese Zustände nicht hinzunehmen. Diese Zustände, so wie sie in zwei Pflegeheimen in Bayern zutage traten, sind u. a. mit dem System und der Struktur des SGB XI zu erklären. Diese strukturellen und systemischen Probleme lassen definitiv engagierte Pflegefachberufsangehörige wie aber auch Familienangehörige und Pflegebedürftige allein zurück.

Nun trägt dieses Buch den Titel »Kämpfen statt Kündigen«. Das ist einfacher gesagt als getan, vor allem, wenn viele Situationen in der Altenpflege vordergründig gar nicht durch persönliches Engagement allein verändert werden können. Es braucht ja die Anstrengungen eines Dorfes, um zu fundamentalen Veränderungen zu kommen, die notwendig wären, um eine qualitativ hochwertige pflegefachliche Versorgung zu ermöglichen und Pflegeheimskandale wie die in Bayern aufgedeckten zu verhindern. Die Frage ist ja, was geschieht bei den Pflegefachberufen, wenn sie system- und strukturbedingt gar nicht pflegefachlich arbeiten sollen oder dürfen oder diese Pflegefachlichkeit in der Finanzierung gar nicht vorgesehen ist. Wie soll man gegen die Strukturen kämpfen und nicht irgendwann mal die Segel streichen, weil man erschöpft ist oder sich wie Don Quichote oder Sisyphos fühlt?

Aus pflegewissenschaftlicher Sicht sind die Anforderungen an einer Altenpflege bzw. gerontologischen Pflege sehr hoch. Es muss sehr viel gewusst und kompetent umgesetzt werden. Aber leider ist durch das SGB XI der Eindruck entstanden, Altenpflege sei nur das, was im Pflegebedürftigkeitsbegriff steht. Nichts könnte falscher sein.

Der Pflegebedürftigkeitsbegriff hat nur die Aufgabe, die Defizite in der Selbständigkeit festzustellen, damit ein Pflegegrad festgestellt werden kann. Dieser Pflegegrad hat nur die Aufgabe, dass man die limitierten Leistungen des SGB XI als pflegebedürftige Person in Anspruch nehmen kann. Aber gerontologische oder gerontopsychiatrische oder präventive oder rehabilitative Pflegebedarfe kann man aus einem Pflegegrad nicht ableiten.

Vor diesem Hintergrund ist es sehr sinnvoll, dass Andrea Würtz bereits zu Anfang des Buches heraushebt, dass die Altenpflege bzw. gerontologische Pflege sich als Profession versteht und sich zu einer Profession entwickelt, damit ein pflegefachliches Verständnis von Altenpflege entwickelt wird und nicht ein reduziertes leistungsrechtliches Verständnis. Ohne ein pflegefachliches Verständnis von Altenpflege werden sich sowohl die Deprofessionalisierung wie auch nicht der Pflegefachberufemangel oder die Qualität oder die Outcomes ändern. Die Annahme, dass Altenpflege jede*r kann ist falsch, aber leider tief verankert im Bewusstsein aller Entscheidungsträger*innen und der Gesellschaft. Auch deswegen ist Professionalisierung der Altenpflege so sehr bedeutsam.

Und mit einer professionalisierten Altenpflege, die auch die pflegefachlichen Leistungen sichtbar machen kann, werden auch die toxischen Hierarchien abgebaut. Die toxischen Hierarchien, die dazu führen, dass menschenunwürdige und pflegefachlich falsche Handlungen durchgeführt werden und pflegebedürftige Menschen darunter leiden.

Der Pflegenotstand und auch die Missstände in der Altenpflege sind systembedingt. Diese Aussage im Buch kann ich nur unterstützten. Aus diesem Grunde ist es so sehr wichtig, die Altenpflege zur Profession zu entwickeln.

Es entsteht aber auch der Eindruck, dass die Entscheidungsträger*innen im System die Augen verschließen. Sie möchten ganz offensichtlich, dass sich all die Probleme einfach so lösen und »reformieren« das SGB XI immer in der Hoffnung, dass es dann schon besser werden wird und verstehen nicht, wenn keine Wirkung Richtung Verbesserung eintritt. Dabei wird keine Analyse vorgenommen, warum das SGB XI und weitere Reformen gar nicht die Lösung sein können oder warum sich dennoch nicht die pflegefachliche Situation verändert. Aber Systemkritik wird von den Verantwortlichen auch nicht gerne gehört. Auch auf dieser Ebene wird man bei Systemkritik gemobbt, verdrängt oder, oder. Deswegen ist es so wichtig, nicht nur pflegefachlich auf dem neuesten Stand des Wissens zu sein, sondern auch zu Themen des Gesundheitssystem, der Finanzierung, politischer Entscheidungsfindungen u. ä. m. Nur mit diesem Wissen ist weiteres Kämpfen möglich.

Und es ist Andrea Würtz zuzustimmen, dass das neue Personalbemessungsinstrument für die Pflegeheime keine Lösung sein wird. Unter der Hand sagen viele Einrichtungen, dass die Deprofessionalisierung voranschreiten wird. Gerade bei der Entwicklung des Personalbemessungsinstrumentes wurde der übliche Kardinalfehler begangen: es ist ohne ein pflegefachliches Verständnis entwickelt worden. So kann keine pflegefachliche Versorgung oder sinnvoll Skills-Grade-Mix oder eine sinnvolle pflegeinterne Delegation entstehen. Aber ganz sicher kann sich so die pflegefachliche Versorgung nicht verbessern.

Der Anteil der Fremdbestimmung ist in der Altenpflege sehr hoch, weil im Grunde nur die Vertragspartner*innen im SGB XI bestimmen, was Inhalte der Leistungserbringung sind. Diese Verhandlungen finden im Kontext des reduzierten Verständnisses von Pflege (Pflegebedürftigkeitsbegriff) statt. Aber niemals und an keiner Stelle wird eine bedarfsangemessene und qualitativ hochwertige gerontologische Pflege ansatzweise zugrunde gelegt.

Das Kapitel der Menschenwürde (▶ Kap. 5.2) ist in diesem Buch sehr hervorzuheben. Die Menschenwürde ist grundgesetzlich verankert und dennoch gewinnt man den Eindruck, dass sie im Kontext des SGB XI keine Rolle mehr zu spielen scheint. Es wird nicht mal hinterfragt, ob das SGB XI mit den Regelungen überhaupt eine menschenwürdige pflegerische Versorgung ermöglichen kann.

Und zu Recht weist Andrea Würtz im darauffolgenden Kapitel auf den Ethikkodex (▶ S. 118) der Pflegefachberufe hin. Ethikkodizes sind ein wesentliches Merkmal einer Profession. Es ist wichtig, sich dieser bewusst zu werden, um dann im Sinne der Patienten*innen und Pflegebedürftigen professionell handeln zu können.

Aber wie sehr verhindern die Strukturen und Kontextbedingungen, dass Pflegefachberufe sich dem Ethikkodex angemessen handeln und wirken können. Aber der Ethikkodex sollte der Maßstab der Reflexion für Pflegefachberufe sein.

Wenn Andrea Würtz dann anschließend analysiert, dass bereits aus rechtlicher und nicht nur aus ethischer Perspektive Pflegefachberufe eine Verantwortung für eine schadfreie Versorgung haben (▶ Kap. 4.2), wird deutlich: Pflege kann nicht jede Person und Pflegefachberufe haben eine hohe Verantwortung. Es wird erkennbar: so oder so – Pflegefachberufe entkommen ihrer Verantwortung nicht. Auch nicht, um Gefahren der Versorgung anzuzeigen. Es ist ihre rechtliche wie ethische Pflicht, Gefährdungsanzeigen aufzuzeigen, auch wenn toxische Hierarchien diese verhindern wollen. Pflegefachberufe haben die Pflicht, pflegebedürftige Menschen vor Schaden zu bewahren.

Dieses Buch ist wichtig, nicht nur, weil es schonungslos und klar die systemischen und strukturellen Probleme in der Altenpflege aufzeigt, sondern gleichzeitig die Berufsangehörigen der Altenpflege direkt anspricht und sie empowert und coacht, die Dinge selbst in die Hand zu nehmen und sich nicht ständig fremd bestimmen zu lassen. Die Stärke dieses Buches ist es, dass es sehr direkt und sehr konkret schnell umsetzbare Vorschläge macht, wie man die Situation in den Pflegeheimen verbessern kann, sei es in der Kommunikation, in der Pflegedokumentation oder in Prüfungen durch die Prüforgane u. w. m.

An diesen konkreten Vorschlägen ist erkennbar, dass Andrea Würtz eine sehr tiefe Kenntnis von Pflegeheimen, aber auch den gesetzlichen Anforderungen und praktischen Umsetzungsschwierigkeiten hat. Bereits an diesen sehr praktischen Vorschlägen möchte Frau Würtz ansetzen, damit Berufsangehörigen der Altenpflege kämpfen und zwar, indem sie sich an ganz konkreten Stellen professionalisiert. Dabei wird deutlich: eine Professionalisierung der Pflegefachberufe ist dafür unabdinglich. Sie müssen im System strukturell und systemisch verankert sein und mitbestimmen können.

Ich habe Andrea Würtz in mehreren Gesprächen kennengelernt. Es ist ihr ein hohes Anliegen, dass sich die Situation in der Altenpflege verbessert und zwar sowohl für die Pflegebedürftigen, den Angehörigen als auch für die Pflegeberufe. Sie kämpft auf diese Weise und es ist ihr sehr zu wünschen, dass dieses Buch viel Gehör und viele Leser*innen findet! Es ist ihr zu wünschen, dass die vielen praktischen Tipps Anwendung finden. Aber es ist ihr auch zu wünschen, dass die System- und Strukturkritik, die sie verständlich im Buch beschreibt, von Entscheidungsträger*innen gehört wird. Denn diese System- und Strukturvoraussetzungen beeinflussen in einem hohen Maße, was Pflegefachpersonen in der Altenpflege/Langzeitpflege in Deutschland möglich ist.

Andrea Würtz integriert die Ideen des Care Share 13, der Idee eines neuen integrierten Leistungsrechts, das eine interprofessionelle Gesundheitsversorgung ermöglichen soll. Das Care Share 13 ist vom Institut für Pflege, Altern und Gesundheit (IPAG e.V.) entwickelt worden. Es setzt genau an der System- und Strukturkritik an, um mit neuen Ideen eine qualitativ hohe und bedarfsangemessene Gesundheitsversorgung zu ermöglichen.

An diesem Punkt kommen wir alle zusammen: von der praktischen Erfahrung, der Prüferfahrung, der Whistleblowererfahrung und von der Systemkritik. Uns eint alle, dass wir die tiefen Probleme der Versorgung von vulnerablen Patienten*innengruppen und Pflegebedürftigen sehen.

Wir alle kämpfen auf unterschiedlichen Ebenen und uns eint, dass wir eine bessere Versorgung, eine qualitativ hochwertige Versorgung für die Menschen möchten.

Wir wollen nicht hinnehmen, dass Menschen wegen des Systems, der Voraussetzungen und der Kontextfaktoren leiden. Deswegen erarbeiten wir auf unterschiedlichen Ebenen Ideen und Lösungen. Hier lohnt es sich, dass wir alle zusammenkommen!

Prof. Dr. Martina Hasseler

Literatur

Alle Internetlinks finden Sie auch gebündelt auf der Website www.careforchange.de

Beauchamp TL, Childress JE (2019): Principles of Biomedical Ethics. Oxford University Press, Oxford

Böhler F, Kubsova J (2020): : I'm a Nurse. Heyne, München.

Dingwall R, Rafferty A, Webster C (1998): An Introduction to the social History of Nursing, Routledge, London.

Duppel S (2005): Nähe und Distanz als gesellschaftliche Grundlegung in der ambulanten Pflege. Bremer Schriften. Schlütersche, Hannover

Engelmann R, Fiechtner U (2008): Frei und gleich geboren. Ein Menschenrechte-Lesebuch. cbtcbj Verlag, München.

Gordon Fenwick E (1901). The International Council of Nurses: A Message from Its President. The American Journal of Nursing, 1(11), 785–790

Großkopf V (2022): Vorschriften und Gesetze für das Gesundheitswesen. Spitta GmbH, Balingen.

Hämel K (20112): Öffnung und Engagement. Altenpflegeheime zwischen staatlicher Regulierung, Wettbewerb und zivilgesellschaftlicher Einbettung. Sozialpolitik und Sozialstaat, Band 18. VS Verlag für Sozialwissenschaften/Springer Fachmedien, Wiesbaden.

Heinisch B (2008): Satt und Sauber? Rowohlt, Hamburg.

Herrmann W (2023): Social Prescribing als Modell für Deutschland. In: Monitor Versorgungsforschung (03/23), S. 38. https://www.monitor-versorgungsforschung.de/wp-content/uploads/2023/08/MOVS-20230605-Herrmann-engl.pdf

Institut für Menschenrechte (2022): Entwicklung der Menschenrechtssituation in Deutschland Juli 2021 – Juni 2022

Jorde A (2019): Kranke Pflege. Tropen-Verlag, Stuttgart.

Kämmer K, König J (2024): Gestalten Sie die Zukunft mit der PeBeM. Schlütersche, Hannover

Klein B, Hamel L, Peters M, Meng M (2022): Patientenbezogener Mehrwert des Einsatzes von Pflegefachpersonen mit akademischer Ausbildung: ein Rapid Review. Version 1.0, BIBB, Bonn, Seite 21–22, https://res.bibb.de/vet-repository_780880

Koslowski G (2019): Resilienz in der Pflege. Sie sind stärker als Sie glauben. Schlütersche, Hannover

Lehmann Y, Schaepe C, Wulff I et al. (2019): Stiftung Münch (2019): Pflege in anderen Ländern: Vom Ausland lernen? Medhochzwei, Heidelberg

Lixenfeld C (2020): Schafft die Pflegeversicherung ab. Rowohlt, Hamburg

Nightingale F (2015): Notes on Nursing. CreateSpace Independent Publishing Platform;

Ridder M de (2015): Welche Medizin wollen wir? Deutsche Verlags-Anstalt, München.

Schirach F von (2014): Die Würde ist antastbar. Piper, München.

Sträßner HR (2010): Rechtliche Aspekte der Pflegedokumentation. 01/2010 CNE.fortbildung. Thieme, Stuttgart. https://www.thieme.de/statics/dokumente/thieme/final/de/dokumente/tw_pflege/le4_110_1-schutz.pdf

Toebes T (2023): Der 21-jährige, der freiwillig in ein Pflegeheim zog und von seinen Mitbewohnern mit Demenz lernte, was Menschlichkeit bedeutet. Knaur, München.

Register

»Mitgefühl – Pflege neu denken« 41
Adult-Gerontology Acute Care Nurse Practitioner 190
Advance Nursing Practitioner 189
Akademisierungsgrad 45
Altenhilfe
– stationäre 20
Altenpflege 18, 19, 29
Altenpflegegesetz 22
Anlassprüfung 103
Anzeigepflicht 119
Arbeitsunfähigkeitstage 34
Ärzt*innenzentrierung 184
Ausbildung
– generalistische 22, 172
– hochschulische 175

Beratungsauftrag 111
Berufsverbände 29
Bewältigungsstrategien
– positive 64
Bewältigungstrategien 61
Bezugspflege 77
Bruttoverdienst 26
Burnout 34, 62
Buurtzorg 162

Care Mix 51
Care Share 13 164
Case Mix 51

DBfK 14
Deprofessionalisierung 23, 160, 167, 207
Dokumentation 66

Empathie
– mangelnde 63
Entlohnung 26
Erfolgsabwendungspflicht 132
Ethikkodex 117

Fachkräfte
– ausländische 25
Fachkraftquote 34
Fachpflege 168
Finanzierung 168
Flexipool 70
Fremdbestimmung 208

Garantenstellung 78, 129, 160
– staatliche 134
Gefährdungsanzeige 124, 146
Gemeindeschwester plus 182
Grundprinzipien
– ethische 118

Hausbesuche
– präventive 182
Healing Culture Networks 156
Heilkunde
– Ausübung der 46
Heilkundliche Aufgaben 192
Heimaufsicht 97
HeimG 100
Heimgesetzgebung 101
Heimsterben 54
Hütergaranten 132

ICN 14
Individualstrafrecht 133
Institut für Menschenrechte 115
Ironie 63
Isolation 63

Kommunikation 59, 79, 151
Kontrollinstanzen 160
Konzertierte Aktion Pflege 52

Laienpflege 167
Leistungserfassung
– pflegerische 169

Mängel 104
Menschenrechte 114
Menschenwürde 208
Ministerium für Mitgefühl 42
Missstände 39

Nichthandeln
– strafbar 133
Nurse Consultants 189
Nurse Specialists 189

Outcomes 207

PeBeM 34
Personalbemessung 31, 43
Personalbemessungs-instrument 208
Personalbemessungs-verfahren 35
Personaleinsatzplanung 91, 153
Personalschlüssel 34
Pflege
– Finanzierung 166
– schlechte 179
Pflegeausbildung 170
Pflegebedürftige 23
– Kommunikation 80
Pflegebedürftigkeit 169
Pflegeberufegesetz 171, 180
Pflegediagnosen 169
Pflegedokumentation 72
Pflegefachkräfte
– ausländische 48
Pflegefokus 82, 153
Pflegegrade 169
Pflegekammer 30
Pflegemindestlöhne 27
Pflegenotstand 32, 37, 123
Pflege-SOS 107
Pflegestärkungsgesetze 53

Pflegestudiumsstärkung-
gesetz 191
Pflegeversicherung 54, 167
Pflegevisiten 70
Pflegewissenschaft 165
Prüfkatalog 108
Prüfkriterien 108

Qualifikationsmix 49
Qualifikationsniveau 44
Qualifikationsstufen 51

Regelprüfung 103
Resilienz 154

Schliersee 16, 35
Selbstgespräche
– negative 63
SGB V 169
SGB XI 169, 205
SIS® 72
Skill Mix 31, 43, 55, 89, 153
Social Prescribing 154
Strafgesetzbuch 129
Strafschärfung 133
Substanzmissbrauch 62

Tandem-Versorgung 168
Tarifbindung 26
Tätigkeiten
– vorbehaltene 171
Team Wallraff 35
Transparenz
– professionelle 145, 160

Übergabe 66, 69
Überlastungsanzeige 31, 124
Überwachungsgaranten 132
Unterfinanzierung 205
Unterlassen
– pflichtwidriges 130
Unterlassung 130

Verantwortung 121, 209
– strafrechtliche 132
Verleugnen 62
Vermeiden 62
Versorgung
– gute pflegerische 43
Versorgungslücke 23
Vertuschen 104

Whistleblower 210
Willkommensmappen 70

Zusammenarbeit
– interdisziplinäre 194
Zwangsgeld 112